AMOUREUX TOUTE LA VIE !

Dans la même collection :

Réussir son couple, c'est possible, Brigitte Lahaie
Comment gérer un partenaire toxique, Christophe Médici
Libérez votre désir, Philippe Arlin
La Masturbation, si on en parlait, Bruno Ponsenard
L'Écologie de l'amour, Dr. Gérard Leleu
On aime comme on a été aimé ? Didier Pleux
Aimer à tout âge, Philippe Hofman
L'amour, c'est bon pour la santé, Dr. Daniel Ballesteros
La Sexualité positive, Iv Psalti
Hypersensible, hyperamoureux, Dr. Stéphane Clerget
Le Nouvel Art d'aimer, Brigitte Lahaie

La Musardine, Libraire-Éditeur,
122, rue du Chemin-Vert - 75011 Paris
www.lamusardine.com
ISBN : 978-2-36490-559-7

DOCTEUR FRANÇOIS PARPAIX
Médecin sexologue

AMOUREUX TOUTE LA VIE !

PSYCHO-LOVE < *La Musardine*

UNE COLLECTION DIRIGÉE PAR BRIGITTE LAHAIE

Du même auteur :

Livres

Pour être de meilleurs amants, éditions Robert Laffont, 2004 ; éditions Pocket, 2006

Petit Larousse de la Sexualité, éditions Larousse, coauteur sous la direction de S. Mimoun, 2007

Questions sexo, éditions Eyrolles, coauteur sous la direction des Pr J. Lansac et P. Lopes, 2017

Théâtre

Je suis sexologue mais je me soigne, mis en scène par M. Balbinot en 2015 ; par B. Chapelle en 2017 (joué à Paris au théâtre de L'Archipel)

TABLE DES MATIÈRES

INTRODUCTION

Quand mes patients me consultaient en tant que médecin sexologue, leur demande consistait très souvent à rester performant sexuellement et amoureux pour la vie. **Un beau défi que je me devais de les aider à satisfaire au plus près de leur rêve, tout en les ramenant vers un principe de réalité plus inconfortable mais nécessaire !**

Dépoussiérée de ses tabous, la sexualité humaine a gagné en ouverture, avec son lot d'opposants qui aimeraient revenir des siècles en arrière et d'autres se libérer de toutes contraintes. Et comme on ne peut pas vouloir tout et son contraire, la vérité se situe à mi-chemin, pour rester connecté à son époque, sans se départir de ses valeurs.

Ce livre a été édité une première fois en 2004 aux éditions Robert Laffont, sous le titre *Pour être de meilleurs amants*. Seize ans plus tard, c'est un livre entièrement repensé où la réflexion se veut plus personnelle… comme un vin de garde qui aurait vieilli et mûri, serait devenu plus rond, plus équilibré et plus long en bouche.

Incroyable, comme, en seize ans, les mentalités ont bougé. Cela dit, pour moi, l'objectif reste le même : que l'harmonie des cœurs à laquelle chacun aspire passe par une harmonie des corps, tout en sachant que la sexualité n'est pas aussi naturelle qu'on veut bien le croire. La manière dont on se met en difficulté dans sa vie sexuelle, sentimentale et conjugale, nous est personnelle. Il n'y a pas de hasard. À chacun de comprendre la logique de son propre fonctionnement sexuel !

La sexologie m'a passionné, nourri, comblé et permis de rencontrer des gens formidables. À l'aube de la retraite, tout en n'étant que le modeste héritier de plusieurs générations de cliniciens, de chercheurs et de thérapeutes qui en ont fait une discipline humaniste, à la croisée des sciences, de l'histoire, des religions, de la sociologie et de l'anthropologie, je lui devais donc bien de la célébrer. J'adresse un hommage particulier au professeur Jean-Yves Desjardins (1931-2011) qui m'a insufflé le goût d'une pratique clinique sexologique rigoureuse, chaleureuse et vivante.

Ce livre se lit dans le désordre, sans se prendre la tête et surtout pas d'une traite... à moins d'être un ou une obsédé(e) du sexe, auquel cas commencez par le chapitre VI. Ne négligez pas les quatre premiers, un peu plus conceptuels. Ils constituent le fil rouge de ma réflexion.

Peu importe également que ce livre traîne plusieurs jours sur votre table de chevet, au fond d'un sac à main, sur une banquette de train, d'aéroport ou dans une cabine téléphonique, du moment qu'une fois lu, un autre lecteur s'en nourrisse à son tour.

Bonne lecture !
Mars 2020,
Amphion-les-Bains,
François Parpaix

PREMIÈRE PARTIE
AVOIR DES IDÉES CLAIRES… SUR LA SEXUALITÉ

TROIS GRANDS PRINCIPES

UNE SEXUALITÉ SOUS INFLUENCE

Notre vision du sexe est-elle soumise à des influences ?

Étude de cas

Frédéric fanfaronne devant Patricia et ses copains. Il enchaîne les sous-entendus sur leur intimité de couple, ce qui a l'art d'énerver Patricia : « Bla-bla-bla, n'empêche que tu as encore beaucoup de choses à apprendre sur les femmes ! » Éclat de rire général. Ses copains connaissent le passé de dragueur de Frédéric. Frédéric rit aussi, même si, intérieurement, il fulmine contre Patricia. Sur le chemin du retour, il lui lance :
« Qu'est-ce qui t'a pris de me faire passer pour un nul au lit ?
— Tu n'as qu'à être plus discret. Notre intimité ne regarde personne.
— C'est pas vrai que je te fais jouir à tous les coups ?
— Ben non ! Et puisqu'on en est aux confidences, monsieur le crack, j'aime beaucoup quand tu t'occupes de mon clito et de mes seins, mais tu ne m'embrasses plus sur la bouche et tu ne caresses jamais mon ventre. Mais sache, le crack, que quand tu ne me fais pas jouir, je suis bien quand même !
— C'est tout ?
— Oui ! J'aime bien quand tu me fais l'amour, mais j'ai aussi besoin de tendresse. Ah ! si, quand tu es sur ta tablette, il n'y a plus moyen de te parler. »
Frédéric ne s'attendait pas à une telle charge.

« Toi aussi, tu peux me dire ce qui ne va pas chez moi ! », reprend Patricia.
Frédéric, lui, n'a rien à lui reprocher. Des femmes il en a connu, beaucoup. Il faut croire que cela n'a pas fait de lui un amant idéal, malgré sa grande culture porno. Lui qui pensait que les femmes voulaient du cul comme les mecs. Avec Patricia, il a le sentiment de devoir repartir de zéro.

L'ŒIL DU SPÉCIALISTE

Une petite mise au point de temps en temps ne peut être que salutaire. Frédéric a bâti son assurance de mâle sur ses nombreuses conquêtes et une forte culture porno. Patricia vient de chatouiller son ego et ses certitudes. Il sait qu'elle a raison : l'amour ne se résume pas à la performance sexuelle, tout comme les films pornos ne résument pas toute la sexualité. Une petite phrase a fait tilt dans sa tête : « Quand tu ne me fais pas jouir, je suis bien quand même ! » Ça le dépasse.
Une certitude : Frédéric et Patricia ont toute la vie devant eux pour progresser.

Quelques chiffres

La première visite d'un site porno se fait en moyenne vers l'âge de 14 ans et 5 mois. Ensuite, les jeunes les consultent au moins une fois par semaine, alors qu'ils n'ont leur première relation sexuelle qu'autour de l'âge de 17 ans. Mais 20 % des garçons et 10 % des filles le font avant l'âge de 15 ans…

Tout cela pose la question de savoir si le sexe répond à certaines influences.

Un principe : non, la sexualité n'est pas naturelle

Nous sommes bien moins propriétaires de notre agir sexuel que nous le pensons. Nos émotions et notre personnalité, notre héritage génétique, notre culture, les religions, les médias, les lois et jusqu'à la démographie conditionnent nos agissements amoureux et sexuels. **Plus les croyances sont divergentes dans un couple et plus il aura des difficultés à maintenir une certaine harmonie.**

Le poids de l'ignorance dans la sexualité

Le psychiatre Aaron Temkin Beck a étudié l'influence des pensées et des croyances fausses sur le cours de nos vies. Ces dernières se nourissent d'attentes irréalistes qui deviennent source de difficultés entre les partenaires. Malgré les progrès de la science, on croule toujours sous le poids de l'ignorance en matière de sexualité. Quelques exemples : « La femme est passive et l'homme est actif : c'est lui qui initie, fait l'amour et fait jouir la femme. La fellation est avilissante. L'homosexualité des femmes est moins dérangeante que celle des hommes. La douleur et la sécheresse vaginale signalent un manque de désir. Se masturber, c'est trahir sa partenaire. Tromper sa partenaire, c'est ne plus l'aimer. Si tu as eu une relation avec quelqu'un de même sexe, c'est que tu es homosexuel. L'homosexualité est contre-nature. Etc.» Sur les réseaux sociaux, les jeunes nous offrent des perles : «Si la meuf avale le sperme, elle peut tomber enceinte», «ma copine ne peut pas mettre de tampon parce que ça va la dévierger», etc.

Les fausses croyances ont la vie dure. Non, l'ovule n'est pas inactif! Il va autant à la rencontre du spermatozoïde que ce dernier vient à lui. Et vlan pour la supposée «passivité féminine» qui prend un peu plus de plomb dans l'aile. De même, le clitoris n'est pas situé dans les parties «honteuses» du sexe féminin. Tout comme il est faux d'affirmer que le fait de saigner au premier rapport prouve que la femme est vierge; en fait, une fois sur deux, elle ne saigne pas, certains hymens étant plus élastiques que d'autres...

Le poids des tabous sexuels

Est tabou en matière de sexualité ce qu'il n'est pas convenable d'évoquer ou de pratiquer pour des raisons de convenance ou de morale car risquant de remettre en cause l'édifice sociétal, familial, conjugal et religieux. Transgresser un tabou est par définition dangereux. Cela fait prendre un risque. **Reste que les tabous sont à l'origine de la souffrance, de la violence et de la mort de centaines de millions de gens, de femmes en particulier.**

Pas de scrupules à bousculer les tabous qui freinent notre droit au plaisir et interdisent d'exprimer le désir, même si certains ne doivent pas être touchés car ils protègent, comme celui concernant l'inceste. **En tant qu'individu, à chacun d'identifier les siens et de voir en quoi ils sont une gêne pour sa propre sexualité, la question étant de ne pas s'en affranchir pour faire du**

n'importe quoi à la place! Les tabous jouent un rôle d'amortisseur et de tampon pour juguler nos peurs archaïques, ancestrales et irrationnelles pour la plupart. Les remettre en question, c'est changer notre regard sur des thèmes majeurs comme la virginité, l'homosexualité, le mariage pour tous, etc.

Le réflexe d'excitation sexuelle est fragile

Si mastiquer et avaler est à la portée de tout le monde, déguster et savourer un plat nécessite attention et éducation. Il en est de même pour la sexualité: l'excitation sexuelle a beau se déclencher par réflexe, il n'est pas simple ensuite de mettre en place les bons réflexes (préservatif, contraception, respect de la loi) et de juguler ses pensées parasites (crainte d'être maladroit, peur de l'échec, d'être jugé et rejeté, peur de la douleur, interdits religieux, fausses croyances...) tout en développant un minimum de compétences érotiques sous peine de perdre son érection, d'être sèche et de ne pas jouir.

L'influence de l'irrationnel sur la raison

Aujourd'hui, l'idéologie ambiante est plutôt au retour au naturel: pas de vaccins; pas de produits phytosanitaires; pas d'antibiotiques; accouchement naturel... On préfère revenir au temps des sorcières et à leurs potions, accoucher en forêt pour être en symbiose avec les forces cosmiques et telluriques au nom du tout « naturel », quitte à courir aux urgences au moindre bobo et à se faire vacciner en cas d'épidémie. La sexualité n'échappe pas à ces paradoxes.

Pour Laetitia Strauch-Bonart, nous sommes d'abord et avant tout des idéologues. 22 % des Américains (contre 9 % en 1983 estiment que « les êtres humains se sont développés sur des millions d'années à partir de formes de vie moins avancées et que Dieu n'a rien à voir dans ce phénomène ». 40 % sont encore des créationnistes stricts : « C'est Dieu et Dieu seul qui a créé l'homme en l'état. » (Contre 75 % en Arabie Saoudite et 9 % en France.) Enfin, 33 %, dits « néocréationnistes », sont dans une croyance pseudoscientifique : « L'homme évolue, oui, depuis des millions d'années, mais sous l'égide de Dieu. »

À une époque où la science n'a jamais été aussi poussée, nous avons besoin d'irrationnel en contrepoids du savoir froid de la connaissance. L'anthropologue américaine Margaret Mead considérait les rituels comme le ciment des groupes humains et plaidait pour recréer des « rituels laïcs » afin de se reconnecter à la nature, à la vie, de retrouver le sens du collectif et de se connecter à plus grand que soi.

Pour de nombreux individus, la sexualité doit s'intégrer à ce courant de pensée naturaliste et se libérer du joug patriarcal pour remettre le corps à sa juste place, accueillir sa part d'ombre et s'accepter pour mieux s'offrir à l'autre. C'est un peu la pensée magique contre la voie rationnelle. Ces deux voies correspondent en fait à des sensibilités différentes pas totalement antinomiques. Reste que s'il est facile de déformer une vérité scientifique pour justifier ces théories souvent fausses, réductrices et généralisatrices, il est impossible de démontrer leur absence de justesse.

Pour preuve, **la biologiste Luana Maroja s'inquiète de voir ses étudiants contester des notions scientifiques bien établies** ! Parler de différences sexuelles aujourd'hui est devenu un terrain miné par l'idéologie. Dans certaines universités, on voit fleurir des expressions comme « humain enceint », jugé moins offensant que « femme enceinte », « individu sans utérus », plutôt qu'« homme ». Le déni et la censure prennent le pas sur l'argumentation scientifique. Cela dit, même les experts scientifiques peuvent se tromper ou arranger les faits pour illustrer leur vision des choses. L'historien canadien Christopher Dummitt, expert en *gender studies* (études de genre), avoue avoir falsifié les conclusions de ses recherches pour servir son idéologie politique qui prétendait que « le genre évoluait avec le temps et la culture et n'avait aucun support biologique et que prétendre le contraire était une atteinte à la nature transgenre de l'être humain », avant de faire son *mea culpa*.

Philip Fernbach et Steven Sloman affirment que nous nous forgeons des opinions, que nous n'avons que l'illusion de connaître sur fond de principes moraux et de débats sociétaux. Des groupuscules extrémistes empêchent le débat. C'est qu'aujourd'hui, la pensée tribale, *via* les réseaux sociaux, rend aveugle, créant des adhésions massives. **On fait d'un avis une certitude collective, allant jusqu'à mettre en doute une vérité scientifique.** En un million de *like*, cela devient une mode, un mouvement social, une nouvelle idéologie qui retombe comme un soufflé, le temps de passer à autre chose. Au XXIe siècle, préférant les avis arbitraires reposant sur des connaissances superficielles et fragmentaires, périssables et à forte charge émotionnelle, nous ne sommes pas à l'abri de régresser dans la pensée en matière de comportements sexuels, faute de jugements étayés.

L'influence de l'émotionnel

Saviez-vous que chaque fois que vous revisitez votre histoire de vie sexuelle, affective et sentimentale avec force détails, pour une partie, vous vous racontez des balivernes? Votre cerveau vous protège en créant de faux souvenirs. Comme il ne vous restitue qu'une partie des faits, vous inventez le reste, construisant votre légende. Parfois, il efface un souvenir traumatique de l'enfance (sexuel par exemple), préférant uniquement intégrer des informations positives pour votre bien. Tant pis si cela ne correspond pas tout à fait à la réalité. Tout comme on préfère lire de la presse people, dont les sources sont peu fiables, parce qu'elle est légère et qu'elle satisfait notre curiosité, plutôt que recevoir des informations utiles et validées, parce qu'elles sont plus contraignantes, voire désagréables.

Assistez à une consultation de sexologie et vous constaterez la difficulté qu'ont les patients à se dévoiler. Ce n'est pas agréable de découvrir comment on dysfonctionne dans son couple, dans sa façon d'aimer ou dans sa façon de faire l'amour... alors qu'on est tout ouïe pour recevoir un compliment, même surfait ou carrément faux! **Preuve que la sexualité repose sur des paramètres qui ne sont pas tous porteurs d'objectivité.**

Notre personnalité s'exprime à travers une palette d'émotions accompagnées de pensées et du comportement correspondant. Cet édifice psychique est pourvu d'une certaine logique qui est notre marque de fabrique et qui nous rend en partie prévisible sexuellement et sentimentalement. Nous verrons dans le chapitre IV que notre personnalité comprend une partie visible et superficielle et une invisible et opérationnelle. Notre sexualité est directement reliée à notre humeur du jour et à notre nature, anxieuse ou non, mais pas seulement... Un homme impulsif, colérique et jaloux ne se comportera pas dans son couple comme un homme doux, réservé et effacé. Le fait de s'être toujours senti rejeté depuis son enfance fait qu'on n'abordera pas l'amour avec le même sentiment de sécurité. On pense qu'on est ce qu'on croit être mais, en fait, on a une perception fausse de soi, d'ailleurs assez éloignée de l'idée que les autres se font de nous.

La pornographie, premier éducateur sexuel de nos jeunes

Avant même leur première relation sexuelle, les jeunes de moins de 14 ans ont pour la plupart consulté des sites pornos et ce, pour le pire et le moins bon, même si tout n'est pas à jeter. Cela provoque une sorte de prise en otage prématurée de ce que l'imaginaire, les lectures ou des images permettaient jadis de mettre en place. Rien d'étonnant alors qu'avant leur première relation sexuelle ils pensent qu'il faut commencer par une fellation, que la sodomie est obligatoire ni à ce qu'ils soient déjà complexés par la taille de leur pénis immature. Sous la direction du garçon, la fille enchaînera les positions les plus extravagantes, là où, naturellement, elle s'attendrait à recevoir de la tendresse et des baisers. Performance oblige, nulle part n'a été fait mention de la qualité sensorielle, affective et émotionnelle. Ne soyons pas pour autant trop négatifs. Pour leur première relation sexuelle, ils connaissent plus de choses que certains adultes en fin de parcours de vie sexuelle... mais au risque d'être plus vite blasés. Pour eux, le sexe, c'est sans surprise et sans tabou... du moins le pensent-ils.

L'influence des religions sur la sexualité

Cette influence s'estompe de plus en plus à l'heure d'Internet. Une jeune fille, qu'elle soit musulmane, juive ou catholique, devrait pouvoir vivre sa féminité dégagée de tout dogme autre que le respect des principes de la santé sexuelle, de sa dignité d'être humain et libre de ses choix. **Jusque-là, les coutumes, les traditions et les religions ont encadré strictement la sexualité.** Sur le fond, la peur de l'homme est d'en perdre le contrôle. Même si tout cela a volé en éclats aujourd'hui, il est difficile de faire la part des choses entre interdiction légitime, excès de zèle, libéralisme excessif et position dogmatique, voire fanatique.

Balayons devant notre porte avant de dénoncer l'exclusion des femmes de l'espace social dans certains quartiers, l'obligation de vivre sous un niqab, etc. : les autres religions ont fait exactement la même chose dans leur histoire. Il y a la place dans nos sociétés pour une laïcité garante de la liberté de chacun et de son droit à l'égalité afin que chaque religion ait sa place, ne s'occupe que de foi et pas de la façon dont chacun organise sa sexualité.

Pas facile cependant en cours d'éducation sexuelle de préconiser la pilule à une jeune fille quand sa religion le lui interdit, comme toute relation sexuelle avant le mariage. Interdit qui sera d'ailleurs contourné au moyen de la sodomie afin que les garçons, les mêmes qui interdisent à leurs sœurs de sortir avec un garçon avant le mariage, puissent expérimenter et devenir de vrais hommes. Et si on inversait les rituels : La nuit de leurs noces, ces messieurs baisseraient leurs pantalons pour qu'on vérifie leur pucelage !

On n'a pas besoin de Dieu pour nous apprendre que la sexualité passe par le respect du corps, que l'autre est son égal et que, faute de précaution, personne n'est à l'abri d'une grossesse non désirée, d'une IST... Notre monde est religieux par tradition et par aspiration naturelle. Au laïc de ne pas manquer sa mission : aider chacun à ne pas redevenir un barbare. **Les lois d'une république sont garantes d'une unité nécessaire et de l'égalité hommes-femmes.** Le spirituel demeure l'affaire de chacun.

La société organise notre vie sexuelle !

L'évolution des mœurs oblige nos politiques à créer des lois pour canaliser nos aspirations individuelles et collectives : PACS ; assouplissement des procédures de divorce ; ouverture de la PMA ; droit de revendiquer toute forme de genralité ; mariage tous genres ; lois pour la protection des femmes et des enfants contre la violence et le trafic humain ; lois pour réduire les avortements sauvages et les grossesses non désirées ; campagnes contre les IST ; etc. N'oublions pas que les Françaises ont dû, jusqu'en 1965, demander l'autorisation à leur mari de travailler ou d'ouvrir un compte en banque...

N.B. : la démographie joue aussi sur notre sexualité

On a observé que dans les régions les plus favorisées, les gens ont moins d'enfants, investissent davantage dans leur éducation, se marient plus tard, épargnent. Leur fertilité décroît et la sexualité diminue.

On sait aussi que quand il y a « trop » d'hommes par rapport aux femmes, ce sont les stratégies féminines qui deviennent dominantes avec davantage de mariages, moins de foyers monoparentaux et plus d'investissement paternel. En revanche, quand il y a « trop » de femmes par rapport aux hommes, ce sont les stratégies masculines qui deviennent dominantes avec moins de mariages, plus de mères célibataires, plus de pères démissionnaires et des relations conjugales à court terme.

Résumé

Alors, sexualité naturelle ? Seule une meilleure connaissance de soi-même sur le plan sexuel et amoureux permettra une plus grande harmonie entre les hommes et les femmes ou les personnes de même sexe, et nous écartera de l'obscurantisme et du fanatisme où le débat est d'emblée tronqué. Nous sommes les artisans de notre propre épanouissement sexuel à condition de nous être débarrassés de nos ignorances et d'avoir fait tomber les tabous toxiques.

Se remettre en question avec humour et bienveillance

1er conseil : ayez 4 points de repère pour vous y retrouver en matière d'amour

Pour faire simple, sachez que la sexualité repose sur 4 composantes :

• **L'excitation sexuelle** se traduit par un gonflement et une rigidité du pénis (moins visible pour le clitoris) et par une lubrification du sexe féminin (moins spectaculaire au niveau du gland pénien). Réflexive, elle s'éteint dès que la source d'excitation disparaît.

• **Le sentiment amoureux** est une sorte de fascination, d'attachement exclusif envahissant les rêves, les pensées. Il s'exprime sous forme d'émotions, de sentiments, et physiquement par une mobilisation du haut du corps (regards intenses, baisers fougueux, enlacements, rougeur, moiteur, etc.). Lui aussi est assujetti à quantité de paramètres et peut perdurer comme s'éteindre.

• **La perception qu'on a de sa propre masculinité quand on est un homme ou de sa propre féminité quand on est une femme** est fonction de la capacité qu'on a à porter avec fierté son image d'homme ou de femme dans les stéréotypes convenus de son époque, et aussi à assumer l'archétype sexuel correspondant : se montrer pénétrant pour un homme (avec son sexe, dans le regard, dans sa démarche, etc.) et réceptive pour une femme (capacité à accueillir dans son sexe et à jouer de ses courbes et de ses creux, etc.). Si les stéréotypes sexuels évoluent avec le temps, l'archétype est immuable, même s'il est sous influence. Conduire un poids lourd, être militaire ou P.-D.G. pour une femme ne pose aucun problème, et une petite fille peut jouer à l'épée ou aux petites voitures. N'empêche qu'être en congruence avec son stéréotype de genre facilite la construction de son identité de genre. Pour un homme, on parlera de stéréotypes plus ou moins masculinoïdes ou féminoïdes (sans préjuger de son orientation sexuelle) selon qu'il se présente sous l'image du mâle au sens convenu du terme ou au contraire sous une image très efféminée. Même chose pour la femme qui peut dans ses stéréotypes aller de féminoïde à masculinoïde.

- **Le désir sexuel** est une anticipation mentale qui peut prendre différentes formes selon qu'il est à prédominance sexuelle, sentimentale, et qu'il déclenche un besoin sexuel, une envie de grossesse ou un rêve de mariage par convention, etc.

Ces 4 composantes sont interdépendantes et plus ou moins intriquées dans la construction des jeux de l'amour. Quand l'une est affectée, les trois autres le sont indirectement. Tous les jours, dans une relation de couple, posez-vous la question de comment vous avez fonctionné à travers ces quatre composantes. Plus vous en ferez un réflexe et plus votre relation de couple sera harmonieuse.

2e conseil : c'est en pratiquant qu'on devient un bon amant

L'image est triviale quand on parle d'amour et de sexe, mais « c'est en forgeant qu'on devient forgeron ». Vous avez toute la vie pour apprendre de vos échecs et de vos succès. **Dites-vous que votre partenaire en est exactement au même point que vous et qu'à chaque nouvelle rencontre amoureuse, chacun repart de zéro puisqu'il faut redécouvrir l'autre et s'accorder en conséquence.** Entre le respect des traditions qui nous enracinent dans notre histoire, notre culture et le fait de ne pas se laisser entraver par des archaïsmes sur fond d'ignorance et de superstition, il convient d'identifier et de briser ses propres tabous. Soyez un observateur bienveillant de votre façon d'aimer. Chacun est responsable de son destin sexuel et amoureux. On l'est d'autant plus qu'on est capable d'autodérision constructive.

À vous de jouer !

Dans votre vision de l'amour, du sexe et du couple, quelles parts tiennent votre éducation, votre religion, les médias, vos croyances et vos tabous ?

ENTRE RÊVES ET RÉALITÉ

Sommes-nous suffisamment en pleine conscience lors de nos relations amoureuses et sexuelles ?

Étude de cas

Matthias est plutôt beau mec, sportif, du genre sérieux, taiseux, et très apprécié de ses copains. Ce soir, c'est barbecue entre potes. Le soleil disperse ses dernières irisations roses, orangées et mauves. Il fait chaud, les bières circulent, les éclats de rire fusent sur fond de musique soul.

Milène se déplace de groupe en groupe. Ses grands yeux noisette en amandes et sa grande bouche ne laissent personne indifférent. Plutôt potelée, elle est de ces beautés discrètes qui vous font détourner le regard à votre insu. Peine perdue. C'est Matthias qu'elle aime en secret. Son polo échancré en V laisse pointer une généreuse poitrine qu'elle assume sans l'afficher. Seule elle se désole de son corps qu'elle trouve trop rond. En deuxième année d'architecture, quand elle fait la fête, elle fume et boit, mais sans jamais se mettre minable. Matthias lui reproche de ne pas être sportive pour deux sous. Chez lui, c'est rédhibitoire, même s'il lui trouve un charme fou. Lui, l'ascète et le coureur de fond, rêve d'une alter ego sportive, élancée et, si possible, blonde aux yeux bleus, le genre nordique.

Ses copains le chahutent: « Qu'est-ce que t'attends, mec, pour sortir avec elle ? » Justement, Milène s'approche de lui un verre à la main. Elle vient de danser et a les joues en feu. Elle s'assied carrément sur ses genoux. Il l'enveloppe par la taille comme il le ferait avec une bonne copine. Il faut dire qu'ils se connaissent depuis leur plus tendre enfance. Milène est un peu comme une deuxième sœur pour lui, une vraie amie. Sauf qu'il n'avait pas remarqué à quel point elle était devenue femme. Le fait de sentir ses fesses, ses cuisses fermes sur les siennes, ses seins contre sa poitrine le trouble. Une chaleur envahit brusquement son bas-ventre et...
« Est-ce que tu crois que je peux plaire à un garçon, Matthias ? »
Il prend son air offusqué et rieur :
« Celui qui te dirait le contraire serait un mufle !
— Alors, pourquoi tu ne m'aimes pas ? »
Il ne sait quoi répondre. La main qui caressait le dos de Milène se fige. Elle a un frisson de tout le corps. Les doigts de Milène griffent délicatement son cou. C'est agréable ! Il l'embrasse dans le cou, ramenant une saveur légèrement salée, teintée de son parfum. Une fragrance chaude, poivrée et épicée. Il botte en touche : « Tu sais que tu es mon fantasme numéro un quand je me caresse sous la douche ? »
Elle plonge ses yeux dans les siens : « Je suis sérieuse, Matthias. » Elle ne rit plus. Elle attend un signe, un mot de sa part. Ils se toisent. Un ange passe.
« En fait, qu'est-ce que tu me reproches ? »
Il est déstabilisé, il ne sait plus trop. Il rougit, sourit bêtement et avant qu'il ait pu ouvrir la bouche, Milène s'échappe :
« Tu sais quoi, Matthias ? Quand tu auras la réponse, envoie-moi un texto ! »

L'ŒIL DU SPÉCIALISTE

Matthias croit connaître le type de femme qui lui convient et avec lequel il aimerait vivre. En fait, il est amoureux d'un rêve. Du coup, il ne voit que les défauts des autres filles, même quand elles sont super comme Milène. Milène, elle, sait qui elle aime : il est en chair et en os, devant elle. Matthias se réfugie dans des rêves inaccessibles et Milène s'accroche à une réalité improbable.

En fait, que reproche Matthias à Milène ?

• D'être nature, drôle et chaleureuse et de savoir s'amuser... lui, le taiseux dans le culte de son corps.

• De fumer, de boire son petit coup en soirée et de ne pas être sportive... lui, le vertueux.

Matthias se met des limites au nom de ses principes, au risque de rester seul. Sa raison a pris le pouvoir sur son ressenti alors que son corps exprime son désir. Les choix de Matthias, en matière de femmes, sont limités par ses propres limites.

Quelques chiffres

- 96 % des Françaises reconnaissent s'autoriser des fantasmes dont 8 % « très souvent ».
- Nous vivons plus de 50 % de notre temps hors du moment présent, en pilotage automatique, peu concentré.

Tout cela pose la question de la place de la pleine conscience sentimentale et sexuelle.

Un principe : un *continuum* entre rêve et réalité

Le rêve

En matière de sexualité, il existe un *continuum* entre ce qu'on sent, palpe, goûte et entend, la partie explicite de la vie, et nos fantasmes et notre imaginaire sexuels, la partie plus implicite. La pleine conscience est une manière d'être.

Le principe de réalité en matière de sexualité nous met en position d'observateur de nous-même avec plus ou moins d'objectivité et de lucidité. Qu'on soit en bonne santé, handicapé ou atteint d'une maladie chronique, nous idéalisons le sexe et l'amour à travers des rêveries et des fantasmes. Mais c'est bien dans le principe de réalité que nous objectivons notre excitation sexuelle, nos sentiments et nos émotions, l'ensemble se traduisant à travers nos mimiques, nos tensions musculaires, notre respiration et différents ressentis : chaleur, rougeur, palpitations, ventre noué, tremblement, érection, lubrification, etc.

Comme nous l'avons vu dans le chapitre précédent, notre cerveau ne nous aide pas vraiment. Il se joue de nous, occulte notre ressenti et déforme nos perceptions physiques et émotionnelles, débouchant parfois sur une interprétation faussement rassurante ou exagérément inquiétante. Il nous enferme dans un mode de pensée binaire et réductrice : c'est bon ou mauvais, agréable ou désagréable (voire douloureux) avec le lot de pensées qui va avec : « Je suis nul ! » ou « Je suis le meilleur ! » La réalité se trouve entre ces deux extrêmes. Prenons deux exemples.

Chantal, une grande amoureuse. Peu portée sur le sexe, elle allait d'échec en échec. Ses rencontres sur des sites étaient une succession de déceptions amoureuses… Elle n'avait jamais pris conscience que dès qu'elle vivait en couple, elle devenait étouffante, jalouse et possessive.

Stéphane, grand fusionnel par nature, recherche systématiquement des hommes de caractère. Dans la crainte constante d'être abandonné, il vit mal qu'ils soient autonomes et indépendants. Incapable de vivre dans le moment présent, tout retard et toute absence tournaient à la dispute.

Le principe de réalité en matière de sentimentalité et de sexualité, c'est commencer par accepter de se voir soi tel qu'on est pour ne pas se faire du mal à rêver l'impossible. **Bien se connaître et savoir comment on fonctionne en amour et sur le plan sexuel, c'est pouvoir adapter son rêve à une réalité à mi-chemin entre le fantasme et le possible.**

L'imaginaire érotique est un engrais sexuel

À l'opposé du réel, les fantasmes sont des rêveries éveillées où chacun s'invente, à partir de scènes de la vie quotidienne, des scénarios amoureux et/ou érotiques dignes des grands films romantiques ou d'un porno hard. Rien à voir avec les rêves nocturnes qui s'imposent à nous. Tout le monde fantasme et chacun a son style.

Les fantasmes permettent de s'évader d'une réalité parfois tristounette à travers des scripts sentimentaux, sensuels et érotiques. On s'autorise des transgressions que notre morale, nos principes et la société n'autorisent généralement pas. Nous sommes dans l'intime de l'intime. Heureusement, il n'est pas encore possible de pirater nos fantasmes et d'en faire des sextapes!

L'imaginaire érotique autorise les désirs, des plus banals aux plus insolites, des plus fous aux plus irréalisables, sans risques et sans limites. Tout ce qui est interdit dans la vie réelle devient possible, comme de faire l'amour avec sa voisine, une star de cinéma, de devenir le patron d'une entreprise où travaillerait «la» femme de nos rêves, etc. À la clé, des rebondissements et des prouesses sexuelles improbables.

L'imaginaire érotique est indirectement le miroir de notre façon de fonctionner sexuellement dans la réalité, logique de système oblige: «Dites-moi de quoi sont constitués vos fantasmes et je vous dirai comment vous fonctionnez d'un point de vue sentimental et sexuel dans la vraie vie.»

Si l'imaginaire sexuel est une «caresse de l'esprit», il active et augmente notre excitation sexuelle en la démultipliant, et attise le désir. Il est l'allié inavouable de notre libido à travers des images, des souvenirs anciens, récents ou inventés de toutes pièces. Découlant de notre histoire personnelle, sexuelle et sentimentale, il est notre marque de fabrique. Parfois, ces rêveries, qui sont le refuge d'une frustration, agissent comme un pansement qui nous déconnecte de la réalité.

L'imaginaire érotique est un aphrodisiaque autrement moins dangereux mais tout aussi efficace que les jeux sur tablette, un film porno ou l'usage de psychostimulants. Il booste et sert à déclencher un orgasme, que ce soit en autoérotisme ou à deux; en plus de compenser parfois une petite baisse de régime les jours sans libido ou tout simplement parce que, avec l'âge, notre excitation sexuelle ne répond plus avec la même efficacité au doigt et à l'œil! Enfin, il aide à compenser l'image négative qu'on peut avoir de soi.

Les fantasmes s'inspirent de la vie réelle : la boulangère, le plombier, l'infirmière, l'acteur ou le script d'un film, la voisine, une photo évocatrice, un ou une inconnue sur la plage, un collègue, une situation de vie, le souvenir érotique d'une ancienne partenaire, etc. Tous les scénarios sont possibles et ils sont toujours à notre avantage. S'imposent parfois des scripts incongrus et même angoissants qu'il ne faut pas prendre au pied de la lettre. Ainsi cet homme, inquiet de son fantasme de faire l'amour à une femme, mais en compagnie d'un autre homme, lui qui n'a rien d'un partouzeur dans la vraie vie : après analyse de son fonctionnement sexuel, il se révèle qu'il avait une faible libido, peu d'intrusivité et que son érection était fragile et irrégulière, d'où le besoin de s'adjoindre inconsciemment un partenaire mâle en renfort.

Les fantasmes sont genrés.

En général, dans ses fantasmes, la femme s'exhibe, se déshabille progressivement devant un ou plusieurs hommes, dans le but d'être désirée et courtisée avec force caresses et baisers. Elle s'offre une pénétration (parfois sous la contrainte car c'est plus facile à faire accepter à son propre surmoi qui, sinon, la censurerait), précédée d'un jeu érotique très hard, n'excluant pas au passage une activité sexuelle avec une autre femme (sans qu'il soit question là non plus d'homosexualité). Elle s'offre les services d'un homme (inconnu, moniteur de sport, star), pourvu qu'il soit beau et bien membré, dans des lieux agréables (plage, hôtel de luxe…) et pourquoi pas incongrus. Elle s'imagine être dans des jeux de soumission consentis et non violents (petites fessées ou attachée ou les yeux bandés), voire des plans à trois.

Chez les hommes, les fantasmes sont à teneur plus génitale. Qu'ils soient simples spectateurs ou acteurs, seuls ou à plusieurs, ils sont souvent voyeurs de femmes se déshabillant et/ou s'exhibant seules ou entre elles. Les femmes sont charnelles et provocantes. Au cours de la phase érotique, ils embrassent leur sexe, etc. Le plus souvent, ils s'appuient sur d'anciennes conquêtes ou tout simplement sur les rencontres du quotidien, rarement sur leur partenaire. Le plan à trois avec deux femmes est un classique, avec sexe oral, sodomie, jeux de domination-soumission sur des femmes dans des tenues stéréotypées (infirmière, banquière, avocate, hôtesse de l'air, star, femme du boss, la secrétaire ou carrément une parfaite inconnue) et une fois encore dans des lieux insolites (palace, parking souterrain, parc, train, etc.).

Tout est relatif bien sûr et dépend de la logique du système sexuel de chacun. **Ce qui est nouveau aujourd'hui, c'est que de plus en plus d'hommes et de femmes pensent que fantasmes et réalité sont une seule et même chose et que le but, c'est de réaliser ces fantasmes.**

La pleine conscience, une des clés de la sexualité

Il semble que les Français sont les champions du monde de la prise de tête. Alors même que nous faisons l'amour, nous nous interrogeons, nous doutons de nous ou de l'autre. Ailleurs, c'est notre smartphone qui nous sollicite constamment, jusqu'à empêcher toute forme d'intimité. Heureux ceux qui savent vivre dans le moment présent, dans la sensation du ressenti érotique ou affectif.

La pleine conscience

Jon Kabat-Zinn la définit ainsi : « La pleine conscience consiste à porter délibérément notre attention sur nos expériences internes (sensations, émotions, pensées) ou externes de l'instant présent, sans porter de jugement de valeur. Il s'agit d'être attentif à chaque moment qui passe, que ce soit lors d'une pratique formelle ou dans nos activités quotidiennes. »

Ce n'est pas si simple. Quand il fait l'amour, l'homme peut être distrait de multiples façons : « Est-ce que je bande bien ? Est-ce que je vais la faire jouir ? M'aime-t-elle ? » La discussion amoureuse devient plus évasive, la caresse et le baiser plus mécaniques. Il est tellement concentré à vouloir satisfaire l'autre qu'il s'oublie et se déconnecte de sa propre excitation sexuelle, au point de débander.

L'idéal est d'agir dans le moment présent, ici et maintenant, et d'être pleinement attentif à ce qui se joue sous nos mains, dans notre sexe, 100 % focalisé sur les sensations agréables et les émotions correspondantes. Une fois nos propres sensations physiques repérées, l'érection et la lubrification déclenchées, il est important de ne plus les lâcher et de les accompagner, sans se crisper dessus non plus. Subtil équilibre entre une attention pleine et entièrement dédiée à ce que l'on fait et la nécessité de lâcher prise. C'est ce qu'on appelle faire l'amour en pleine conscience.

Pour les femmes en particulier, piloter son périnée pour en moduler une perception agréable jusqu'à la jouissance n'est pas chose aisée. Sentir le sexe de son partenaire dans son vagin n'est pas si évident. En tirer des sensations agréables encore moins, contrairement à ce que croit l'homme. Parfois, c'est inconfortable, voire douloureux et cela influe sur le désir sexuel.

Développer sa sensorialité vaginale prend du temps, c'est une façon de s'approprier sa féminité.

Dans le champ de l'érotisme et de l'amour, la pleine conscience réclame une disponibilité totale et absolue pour être conscient de son rythme respiratoire, être observateur des sensations dans son corps, en particulier dans son sexe, conscient de son état émotionnel, des pensées qui l'accompagnent, et elle doit être doublée d'une vacuité de l'esprit pour ne rien chercher à contrôler. Tout le contraire de vouloir performer. Ni jugement, ni autoanalyse ; ni trop détendu, ni crispé musculairement, ni focalisé sur le coït et l'orgasme. Juste vivre l'expérience du moment présent dans le non-jugement. Être centré et focalisé sur la sensation de volupté dans son sexe qui fluctue et monte au gré du rythme, de l'amplitude des mouvements de bassin, de sa respiration abdominale. À vous ensuite de moduler le tout, en souplesse, en fonction de votre perception et de votre ressenti. Tout cela en jouant sciemment avec les muscles de son périnée, dans une fluidité allant de rapide à lente, de tonique à légère, dans un lâcher-prise… selon que l'on souhaite faire durer ou non son plaisir. Rien à voir avec le pilotage automatique où l'excitation sexuelle monte d'un trait jusqu'à la décharge sexuelle.

Égocentré mais pas égoïste

Une autre notion importante dès qu'on parle de principe de réalité en matière de sentiments et de sexualité, c'est de faire la différence entre être centré sur soi (être égocentré) et ne penser qu'à son plaisir (être égoïste), pendant le coït par exemple, et tant pis si l'autre n'a pas eu ce qu'il ou elle attendait.

L'égocentré reste attentif au plaisir de sa partenaire, mais, charité bien ordonnée commençant par soi-même, il commence par lui, dans l'intérêt des deux paradoxalement. Cela ne servirait à rien de faire des caresses à sa partenaire et de perdre son érection. La meilleure manière de l'honorer en somme, c'est d'accueillir ses caresses et de les honorer. Quel intérêt de servir votre meilleur vin à vos amis si vous, vous buvez de l'eau plate ? Ils ne seront vraiment heureux que s'ils le partagent avec vous. Au théâtre, le public ne goûte jamais autant son plaisir que quand les comédiens s'amusent et se lâchent sur scène !

Résumé

Les jeunes générations sont nourries à la culture porno, ce qui leur a un peu volé leur capacité à imaginer et créer leurs propres constructions fantasmatiques sexuelles. Or c'est tout aussi important d'apprendre qu'en matière de sexe et d'amour, vivre le moment présent est une façon de se porter mutuellement du bien et d'exprimer du respect. Cela s'apprend… même si ce n'est pas gagné, notamment pour les jeunes, souvent focalisés sur leurs tablettes. Vivre sa sexualité en pleine conscience offre des possibilités insoupçonnées et un ressenti autrement plus riche que le sexe inodore et sans saveur du virtuel.

Aimer en pleine conscience

On dit que la nuit tous les chats sont gris ; moi, je vous souhaite d'avoir un imaginaire en technicolor sur grand écran, et bon film ! Osez des scripts audacieux, mais dites-vous qu'ils ne vaudront jamais un câlin nature et créatif en pleine conscience.

1er conseil : rêvez les pieds sur terre !

Savoir gérer ses frustrations, faire des concessions, dépasser une dispute, accueillir une baisse de libido ou une absence d'orgasme demande du sang-froid. Principe de réalité oblige. Vivre une histoire d'amour, c'est d'abord composer avec l'autre. Cela réclame beaucoup d'attention, de vigilance et d'anticipation.

Et si la réalité valait mieux que le rêve ? Bâtir des châteaux en Espagne n'a jamais rempli une solitude ; fantasmer sur des sites pornos ou chater sur des sites de rencontres, cela aide à faire passer le temps… au risque de rester accroché à une utopie inaccessible.

Pour en revenir à notre cas de départ, Matthias doit écouter son cœur et pas seulement la raison. Milène n'est peut-être pas l'idéal de femme qu'il aimerait rencontrer, mais une fille comme Milène ne restera pas seule longtemps et lui-même n'a pas que des qualités.

2e conseil : soyez présent pour vous et pour l'autre

La pleine conscience s'apprend facilement. Le plus difficile est d'être assidu et de la pratiquer régulièrement. Commencez par l'intégrer dans vos gestes et activités du quotidien comme se

brosser les dents, se laver, manger, marcher, faire du sport, écouter de la musique.

Vous trouverez dans tous les ouvrages sur la méditation ce petit exercice très simple qui dure 3 minutes. À pratiquer 2 à 3 fois par jour, assis en tailleur ou sur une chaise :

- **La 1re étape** consiste à vous centrer sur vous-même et donc à vous déconnecter de l'environnement, en vous focalisant sur le bruit de fond dans votre tête, à savoir les pensées et les images qui s'y bousculent. Accueillez-les sans vous focaliser dessus. Impossible de faire le vide, en réalité.
- **La 2e étape** consiste à déplacer votre attention sur votre respiration et uniquement sur elle. Notez l'air qui entre par vos narines jusqu'à vos poumons et le gonflement de votre ventre, puis l'air qui ressort par le nez.
- **La 3e étape** consiste à élargir votre attention jusqu'aux sensations corporelles dans tout votre corps. Cela va de l'appui de vos pieds sur le sol à vos cuisses sur le siège et jusqu'à vos mains posées sur vos cuisses, etc. Sentez à chaque inspiration comment votre corps « respire », se remplit à l'inspiration et se vide à l'expiration.

Au cours de ces 3 étapes, chaque fois que des pensées ou un inconfort physique détournent votre attention, observez-les sans les analyser ni les juger et reconcentrez-vous à nouveau sur votre respiration, sur vos appuis de corps, en vous félicitant d'avoir débusqué cette distraction... et cela, autant de fois que votre cerveau cherchera à vous distraire.

3e conseil : raconter ou pas ses fantasmes à son ou sa partenaire

Se pose alors la question de partager ses fantasmes. En avez-vous vraiment envie et êtes-vous certain(e) que cela va booster votre sexualité de couple ? Tout ne peut pas se dire. Est-ce que cela lui fera plaisir de découvrir que dans votre fantasme, vous vous tapez votre patron ou que vous faites une fellation à son meilleur ami ? À la clé, de possibles déceptions et incompréhensions, de la jalousie, etc. Une patiente se reprochait, chaque fois qu'elle faisait l'amour avec son mari, de penser à son voisin avec lequel, dans la réalité, il ne s'était jamais rien passé. Seul ce fantasme lui permettait de jouir. Puis elle a compris la différence entre un fantasme et la réalité. Son mari était un bon amant et ils s'aimaient, mais elle avait besoin d'une image forte pour jouir.

4e conseil : faut-il réaliser ses fantasmes ?

En matière d'amour et d'érotisme, le danger est l'émoussement des images et de devoir recourir à la surenchère. Il convient donc de bien fixer le cadre si vous souhaitez vivre vos fantasmes. Internet a changé la donne en permettant à chacun de devenir plus voyeur qu'acteur, de confondre réel et virtuel et de transformer en diktat le fait qu'une érection doit s'éterniser et l'éjaculation se faire sur commande, ou que l'orgasme vaginal doit être obligatoire et bruyant ! Jusqu'à nous faire croire que la sodomie est anodine, la triple pénétration un défi accessible à tous et le sexe sans SM, fade. Tout ce qu'il faut pour tomber en panne !

Résumé

La sexualité de monsieur et de madame tout le monde est bien plus ordinaire que ce que les médias nous racontent. Son charme tient justement à cette banalité, dépouillée, brute de décoffrage ou raffinée et imparfaite, pourvu qu'elle soit agie en conscience. Faut-il vraiment aller dans les extrêmes pour gonfler sa libido et prendre un super pied ? Sincèrement, le jeu n'en vaut pas la chandelle, sans compter qu'il peut être dangereux.

À vous de jouer !

Si vous avez besoin de muscler votre imaginaire érotique, sachez qu'il existe de la très belle littérature érotique, des BD sublimes et des films érotiques de haute tenue pour vous inspirer et vous booster.

LE « POURQUOI ? »
ET LE « COMMENT ? »

Ne vaut-il pas mieux réfléchir à sa façon de fonctionner plutôt que de s'appesantir sur les prétendues causes de son problème sexuel ?

Étude de cas

Depuis deux ans, Béatrice souffre d'un manque de libido. Pourtant, elle aime Jean. Ils en parlent entre eux, égrenant toutes les hypothèses possibles expliquant ce problème : trois grossesses rapprochées, un mi-temps éreintant d'aide-soignante en EHPAD et une intendance quotidienne lourde où elle gère tout, sans parler du gros remboursement de leur appartement. C'est simple, ils ne sont pas partis en vacances depuis longtemps. Elle est fatiguée.
Jean est régulièrement en déplacement pour son travail et quand il rentre, forcément, il a envie d'elle. Mais il ne lui en veut pas quand elle lui tourne le dos le soir dans le lit. Ils n'ont plus eu de relations sexuelles depuis huit mois ! Ça la soucie mais Jean ne lui fait aucun reproche.
En plus, Béatrice est convaincue que ce qu'elle a vécu à 11 ans en est la cause profonde. Son cousin Jacques, de six ans son aîné, lui a demandé un jour de caresser son pénis pendant qu'il caressait son sexe à travers sa culotte. Elle a éprouvé une sensation de gêne et en même temps ça lui a fait tout drôle.

Chaque fois qu'elle y pense, un sentiment de honte l'envahit. Elle a connu pas mal de partenaires avant de rencontrer Jean. C'était quand elle était jeune, mince et sportive, dans des soirées bien arrosées et où elle se mettait minable sans trop savoir avec qui et combien de garçons elle s'envoyait en l'air. Quand elle y repense, elle se dégoûte.
Jean est le premier homme qui l'a respectée. Très vite, ils se sont mis en ménage et elle a été enceinte. Pourquoi faut-il que son absence de désir sexuel tombe sur un homme si gentil, bon père, patient, doux et si compréhensif?

L'ŒIL DU SPÉCIALISTE

Béatrice est une femme fatiguée, surmenée, stressée et ne disposant pas de temps pour elle; ajoutez-y trois enfants. Elle est convaincue que son passé – l'abus sexuel du cousin et sa culpabilité de s'être abandonnée trop facilement dans des soirées déjantées... – est la source de son absence de libido.
Pas si simple: comment Béatrice se perçoit-elle dans sa féminité? Comment fonctionne-t-elle dans son imaginaire? Quelles étaient la nature de son désir sexuel, la qualité de son excitation sexuelle et sa capacité à jouir quand tout allait bien? Jean est un bon père et un bon époux, mais comment perçoit-elle cet homme si doux en tant qu'amant? A-t-on éliminé une pathologie thyroïdienne, une dépression? Etc.

Quelques points de repère

Nos dysfonctions sexuelles et conjugales relèvent d'une infinité de causes hypothétiques (répondant au « Pourquoi ? »), mais seulement de quelques dizaines de mécanismes (répondant au « Comment? ») sur lesquels on peut agir...

Tout cela pose la question de savoir s'il n'est pas préférable de s'attacher à comprendre le « Comment ? » plutôt que le « Pourquoi ? » d'un désordre amoureux et/ou sexuel.

Un principe : entre mauvaise foi

En début de consultation de sexologie, à peine la raison de leur venue exposée, les patients émettent leurs hypothèses sur le « Pourquoi » de leur problème. Souvent, je leur réponds : « Si je comprends bien, la messe est dite ; il n'y a plus qu'à changer de partenaire ! » Ça les fait rire. Il leur est par contre beaucoup plus difficile de dérouler le processus par lequel ils en sont arrivés à une panne sexuelle ou une crise de couple, etc.

Le « Pourquoi ? »

« Pourquoi je bande mal ? »

« Pourquoi il ne m'aime plus ? »

« Pourquoi j'ai eu ce coup de foudre pour un autre homme alors que j'aime mon mari ? »

« Pourquoi je jouis avec mon ex ou quand je me caresse seule, et pas avec l'homme de ma vie ? »

Etc.

Pourquoi ? Pourquoi ? Et sa réponse immédiate : « Parce que… ! »

Le « Pourquoi ? » repose le plus souvent sur nos intuitions et sur nos croyances transformées en certitudes, souvent péremptoires. Or tout mettre sur le compte d'une mésentente ou d'un traumatisme d'enfance peut n'être que l'arbre qui cache la forêt. Endosser le rôle de victime est plus gratifiant que de se remettre en question.

Seule l'analyse dans le présent de ce que vit la personne mettra au jour des propositions thérapeutiques.

Le « Comment ? »

Le « Comment ? », lui, s'attache à comprendre par quelle succession de faits une situation s'est mise en place jusqu'à la survenue de cette dysfonction sexuelle et/ou sentimentale. Cela réclame plus de rigueur et plus d'objectivité avec soi-même. Émettre une hypothèse est moins compliqué que de dénouer le sac de nœuds d'une relation en essayant de comprendre de quelle façon on en est arrivé là et, surtout, la part qu'a chacun dans cette histoire.

La réalité, c'est que seule une analyse fine et individuelle permet de trouver le fil rouge d'un dysfonctionnement sexuel, sentimental et conjugal.

Réfléchir à « comment » on fonctionne est plus riche que de poser des hypothèses. C'est un peu comme au tennis quand on a perdu ; on a envie d'invoquer une raquette au cordage pas assez tendu, des balles pas assez gonflées, un faux rebond, le vent, la chaleur… N'empêche, c'est bien nous qui avons perdu le point et il serait plus efficace de s'interroger pour savoir s'il s'agit d'une erreur de stratégie, d'un mauvais placement ou d'une erreur technique… Mettons de côté que l'adversaire a mieux joué que nous : inconcevable !

Étude de cas

Un homme consulte pour un trouble érectile avec sa nouvelle partenaire : « C'est arrivé dès la première fois. Elle m'avait mis une pression d'enfer en me parlant de son ex qui avait un gros sexe et qui la faisait jouir à chaque fois. » Si la prescription médicamenteuse s'est révélée 100 % efficace, et après avoir éliminé une cause médicale, le sexologue devra faire preuve de psychologie et faire accepter à son patient que chaque fois qu'il est amoureux, il devient fébrile par crainte de décevoir. Du coup, il fait l'amour avec sa tête : « Est-ce qu'elle ressent mes caresses ? », « Est-ce que je lui fais mal ? », « Est-ce que son ex faisait mieux que moi ? », « Pourvu que je bande et que je n'éjacule pas trop tôt ! » Tout dans les mains, tout dans la tête, mais 100 % inhibé au niveau sexe. En poussant l'analyse plus avant, il découvrira qu'il est un grand fusionnel insécure, ce qui lui a valu ailleurs de grandes désillusions (avec des amis, ses voisins, dans sa famille) et plusieurs échecs amoureux. Du coup, il a une faible estime de lui, en plus d'être complexé par son sexe. Et s'il s'estime bon amant, il trouve la pénétration violente en soi, limite bestiale. En investiguant toujours un peu plus, il se décrira comme un grand masturbateur devant l'éternel, sur un mode particulier : sur le dos, dans le noir, en frottant très rapidement uniquement l'extrémité de son pénis, entre deux doigts et en se concentrant sur une image érotique très précise pour éjaculer (les gros seins d'une femme), le corps arc-bouté à en avoir des crampes dans les mollets. D'un coup, il comprendra que la première fois où il a fait l'amour avec cette femme et au vu du nombre élevé de ses masturbations, son corps, en position missionnaire, a été perdu : « Je bandais correctement, mais dès qu'elle s'est mise à cheval sur moi et qu'elle a commencé à écraser son pubis en serrant très, très fort avec ses cuisses, puis à donner de violents coups de bassin, je n'ai plus senti mon pénis. »

L'ŒIL DU SPÉCIALISTE

Le simple fait de décrypter son mode d'excitation sexuelle et celui de sa partenaire, à l'opposé du sien en autoérotisme, lui a permis de comprendre comment il s'est bloqué. Toute sa logique de système, pas uniquement sexuelle, mais aussi sentimentale, affective, est devenue visible. Autant de pistes pour régler son problème d'érection sur le fond, en plus du médicament érectile. À savoir, changer son regard sur les femmes, se montrer plus intrusif, fluidifier son mode d'excitation sexuelle, faire l'amour en pleine conscience, etc.

N.B. : la maltraitance au cours de l'enfance

Elle est souvent invoquée pour expliquer le pourquoi du comment d'un comportement inadapté dans une relation de couple : « Il (ou elle) a été traumatisé(e), ce qui explique son comportement sexuel et conjugal ! » La corrélation est loin d'être évidente, même si des études (M. Abrams *et al.*, « Maltraitance infantile », *Sexologies* vol. 28 n° 4, 2019) montrent que la maltraitance influence plutôt la sexualité chez les hommes (dysfonctions sexuelles, atypies de leurs fantasmes avec passages à l'acte type paraphilies plus fréquents) et la santé mentale chez les femmes (état de stress post-traumatique et personnalités type borderline).

Résumé
Il est plus intéressant de comprendre par quels mécanismes (« Comment ? ») se crée une dysfonction sexuelle et comment on est arrivé à un conflit de couple que de s'arrêter sur un « Pourquoi ? » qui restera toujours hypothétique, réducteur et souvent accusateur.

Se victimiser le moins possible

Un thérapeute, qu'il soit sexologue ou non, doit vous aider à comprendre comment vous en êtes arrivé à une situation de blocage avant d'envisager les solutions thérapeutiques. Comprendre comment vous fonctionnez sexuellement est déjà thérapeutique en soi. En tant que sexologue, il convient d'évaluer tous les paramètres de ce qui constitue la sexualité (plus d'une vingtaine). Cela va de la manière dont vous déclenchez et maintenez votre excitation sexuelle et les pannes (absence de rigidité pénienne, de lubrification, éjaculation précoce, douleur périnéale ou vaginisme, etc.) à la nature et à l'intensité de votre désir sexuel, de la perception de votre masculinité ou de votre féminité et à votre capacité à communiquer, à séduire, etc.

1er conseil : « quel est votre problème ? »

Pas si simple d'y répondre. Poser un symptôme, formuler une plainte n'est que le début d'un travail de prise de conscience qui consiste à faire apparaître le fil rouge de votre logique de système sexuel : la manière dont vous fonctionnez pour vous exciter et jouir, seul ou avec un ou une partenaire, votre orientation sexuelle, ce qui vous attire et fait qu'en plus vous tombez amoureux, comment vous séduisez et vous vous laissez séduire, comment vous dialoguez dans votre couple, etc.

2e conseil : un échec n'est qu'une expérience de plus

Inutile de vous trouver des excuses et de rejeter la faute sur l'autre. Quand bien même vous seriez vraiment victime, resterait à comprendre les raisons qui vous ont poussé à tolérer ces violences et à vous soumettre. Même chose de la personne qui supporterait sans réagir la jalousie maladive de son (sa) partenaire. **Analyser sa logique de système sentimentale, sexuelle et personnelle aidera à mieux analyser vos futurs choix amoureux.**

3e conseil : le sexologue n'est pas un juge, il cherche seulement à comprendre avec vous votre logique de système

L'essentiel n'est pas de faire la liste de ses défauts. Une panne sexuelle, un échec en amour ont un sens. C'est l'aboutissement d'un enchaînement de dysfonctions logiques, d'où l'importance d'oser se confier, se dévoiler, sous le sceau du secret professionnel bien évidemment. Au bout, c'est se faire un cadeau à soi et à son (sa) futur(e) partenaire. Savoir comment on fonctionne sentimentalement et sexuellement, seul ou en couple, c'est se donner les moyens d'être propriétaire de sa sexualité et de se débarrasser de croyances, de tabous inutiles, de jugements de valeur, etc. Comme il est tout aussi important de connaître la logique de système de son ou de sa partenaire... pour mieux l'aimer. C'est une marque d'attention, de respect et d'amour dans la mesure où on comprend mieux ses réactions, ses attentes, et on relativise ce qui diverge afin de lui laisser le temps de progresser.

Résumé

S'autocritiquer avec objectivité et bienveillance, c'est se donner les moyens de vraiment progresser en tant qu'amant. Dès lors, vous n'avez plus l'excuse de dire que vous ne saviez pas, à moins d'être de mauvaise foi !

À vous de jouer !

Avez-vous le sentiment de bien connaître votre logique sexuelle personnelle : ce qui vous attire sexuellement, sentimentalement, votre façon de séduire, de faire l'amour, de vous faire plaisir en solo, de gérer une dispute, etc. ?

SUBTILITÉS PSYCHOLOGIQUES

CHACUN SON HISTOIRE

Quelle est l'importance de l'histoire et de la personnalité de chacun dans une relation ?

Étude de cas

Depuis qu'ils vivent ensemble, Valentin et Jessica donnent l'image d'un couple très amoureux. Il la couve des yeux et lui prodigue mille petites attentions délicates. Vingt fois dans la journée, il lui envoie des SMS pour lui dire qu'il l'aime et qu'il pense à elle. Elle ne lui répond plus ou juste un smiley. Pour Jessica, c'en est trop !

Il adore quand elle s'allonge sur le canapé et pose sa tête sur ses cuisses, le temps d'un film. Alors, il lui caresse les cheveux, la poitrine, le ventre. C'est plus fort que lui, il a besoin de la toucher. Mais depuis quelques mois, elle s'assied à l'autre bout du canapé. Si elle décroche son manteau de la penderie et qu'il lui demande : « Je t'accompagne si tu veux ? », elle lui répond : « Certainement pas, je sors retrouver ma copine Margot. »

Au lit, la sentir contre lui lui suffit. L'hiver, elle apprécie – « Tu es ma bouillotte ! » – mais l'été, quand il fait chaud, elle s'écarte et il est perdu. Quand ils font l'amour, son plaisir, c'est de la faire jouir. Il adore l'embrasser partout, la lécher, la caresser, au point que, parfois, Jessica s'impatiente. Au paroxysme de l'excitation, elle saisit sans égard son sexe et d'autorité le glisse en elle : « Prends-moi, là, maintenant et serre-moi les seins... Mais plus fort ! » Valentin est perdu. Il a peur de lui faire mal. Alors, elle appuie sa main sur la sienne et d'un coup elle jouit en râlant et se détend. Il n'a pas eu le temps d'éjaculer. Pas grave. Il se blottit dans son dos, l'enveloppe et continue à la caresser longuement. De toute façon, Jessica ne réagit plus. Sa respiration est profonde et régulière. Elle dort.

« Valentin, c'est la crème des hommes. Il est adorable, c'est juste qu'il m'étouffe un peu ! », dit-elle. « Oh, la chance que tu as ! », lui répondent ses copines.

En fait, Valentin trouve que Jessica manque de tendresse et d'attentions, mais il n'ose pas le lui dire. C'est qu'elle a eu une enfance chaotique. Aînée de parents divorcés, elle a quasiment élevé ses deux petits frères et sa sœur, sa mère travaillant de nuit. Jessica s'est faite toute seule. Des mecs, elle en a connu, et pas que des gentils.

Valentin, c'est tout le contraire. Il est fils unique et a eu la chance d'avoir des parents aimants qui s'aimaient : « On se prenait tout le temps dans les bras, même si, parfois, on s'engueulait ! »

Jessica sait qu'elle n'est pas toujours délicate, ni très démonstrative. Ce n'est pas son truc et elle s'en veut. Pourtant plus gentille, plus serviable et plus généreuse qu'elle, tu meurs... Elle est comme sa mère, dure au mal. Elle peut parfois être froide, distante et cassante, surtout quand elle est fatiguée. Une seule fois, Valentin lui a fait remarquer qu'elle manquait un peu de douceur. Elle s'est vexée et s'est emportée. Quand on dit qu'il n'y a que la vérité qui blesse...

Jessica veut un enfant, mais Valentin fait la sourde oreille : « C'est toi mon bébé d'amour ! » Aujourd'hui, il est parti trois jours en formation. Jessica s'est pris une journée de congé pour elle toute seule. Ce soir, elle retrouve ses copines pour faire la fête. Enfin du temps à elle, rien que pour elle !

L'ŒIL DU SPÉCIALISTE

Le mieux peut devenir l'ennemi du bien. Valentin est un homme attentionné, amoureux, gentil et fiable sans aucun doute, mais pas assez intrusif. « Pas assez couillu », dirait Jessica qui a connu dans ses débuts sexuels et amoureux des partenaires plus rudes.
Valentin ne se rend pas compte qu'il est pot de colle ! Il étouffe littéralement Jessica... Trop d'amour tue l'amour ! À trop en faire, ne risque-t-il pas de la lasser ?
Jessica est d'une nature plus détachée, peu démonstrative, indépendante, c'est une femme d'action... C'est son problème d'ailleurs : ne pas savoir accueillir l'amour qu'on lui porte et encore moins exprimer le sien ! Elle a trouvé l'homme idéal et sait qu'elle doit s'améliorer en termes de tendresse.

Ni l'un ni l'autre n'ont la même perception de la tendresse... Chacun sa personnalité !

Quelques chiffres

1/3 des demandes de divorce mettent en cause la personnalité de l'autre (traits de caractère, jalousie, incompatibilité).

Tout cela pose la question du rôle de la personnalité dans une vie de couple.

Un principe : à chacun sa personnalité et la sexualité qui va avec

La sexualité est à la personnalité ce que le sexe est à l'amour : indissociable. La qualité et la pérennité du jeu amoureux en dépendent ! Nous ne sommes pas égaux en termes de réactions émotionnelles face à une même situation. Il importe donc de bien se connaître !

Qu'est-ce que la personnalité ?

Pour Grégory Michel et Diane Purper-Ouakil, « la personnalité colore toute la psychologie » et, du coup, notre vie sentimentale et sexuelle. On définit la personnalité comme un ensemble stable de comportements, d'émotions et de pensées en réaction à l'environnement.

On parlera de personnalité « difficile à vivre » quand, sans raison majeure, ou devant une difficulté, l'individu présente des traits notablement exagérés, résistants au changement, source de difficultés relationnelles multiples, notamment conjugales.

La personnalité est un puzzle

La personnalité est une mosaïque de pièces emboîtées les unes dans les autres, comme des poupées russes, avec une partie visible et une invisible.

• **La partie visible**: ce sont les **émotions** (joie, tristesse…), plus ou moins fluctuantes, et les **traits de caractère**, plus stables, qui nous feront dire de quelqu'un qu'il est « chaleureux, fort en gueule et sanguin ». Émotions et traits de caractère sont sous-tendus par une partie moins visible: **l'humeur**, qui donne le ton, l'ambiance générale.

• **La partie invisible.** Elle est composée de toutes les lois silencieuses qui nous guident, à savoir nos **schémas cognitifs**, eux-mêmes sous-tendus par notre **style d'attachement affectif.** Le tout enraciné dans une histoire familiale, personnelle et événementielle.

Émotions et sentiments

Les émotions permettent de nous adapter au monde environnant. Elles sont l'expression de nos besoins, de nos désirs et de nos frustrations. Elles déterminent nos comportements. Elles constituent autant de signaux pour le partenaire. On distingue:

• **Les émotions primaires**, réponse spontanée d'un individu par rapport à une situation.

• **Les émotions secondaires ou sentiments**, fruit d'une réflexion, d'un cheminement de la pensée.

À l'annonce d'une trahison, passées la colère (émotion primaire) et la mimique, la respiration et le ressenti dans le corps correspondant (comportement), s'enchaînent d'autres émotions primaires comme la peur, la tristesse. Une fois la crise passée, émerge un sentiment profond de frustration, d'injustice, celui d'être rejeté et mal aimé, etc. (émotions secondaires). Cette colère peut n'être aussi qu'un trait de caractère !

• À part, **les émotions dites « instrumentales »** qui servent à influencer volontairement son entourage. C'est la femme qui pleure pour faire fléchir son mari, l'homme qui se met en colère pour imposer son avis. Là, on entre dans la *commedia dell'arte* !

Si seulement nous pouvions identifier aussi facilement nos émotions que les caractéristiques de la dernière PS4 !

Traits de caractère

Ils nous caractérisent dans notre façon de réagir aux circonstances. Ils nous rendent relativement prévisibles dans nos réactions et feront que l'entourage de Pierre, par exemple, le décrira comme un garçon discret, inhibé, introverti, plutôt casanier. Il existe une classification universelle (appelée le *Big Five*) qui aide à se situer à travers 10 traits de caractère formant 5 continuums :

• **Sujet fermé** (conformiste, hyperpragmatique et conservateur) opposé au **sujet ouvert** aux expériences nouvelles (intéressé par tout ce qui l'entoure).

• **Sujet introverti** (peu démonstratif, dans le contrôle, discret) opposé au **sujet extraverti** (sociable, assertif, actif, énergique, toujours en recherche de sensations, d'émotions, de prises d'initiatives, volubile, optimiste, drôle, festif et chaleureux, au risque de devenir envahissant).

• **Sujet aimable** (confiant, droit, altruiste, accommodant, modeste, sensible, dans la compassion, bref, facile à vivre) opposé au **sujet antagoniste** (méfiant, revendicateur, râleur pour tout, à la limite de la mauvaise foi et de la manipulation...)

• **Sujet stable émotionnellement** (calme, détendu, heureux de ce qu'il vit) opposé au **sujet nerveux** (anxieux, colérique, dépressif, timide, impulsif, vulnérable et pessimiste).

• **Sujet consciencieux** (compétent, ordonné, ayant le sens du devoir, en recherche de la réussite, autodisciplinė, ouvert au dialogue) opposé au **sujet désorganisé** (impulsif). La conscienciosité serait un facteur positif de durabilité conjugale.

Humeur

L'humeur est responsable du climat ambiant dégagé. Elle est le chef d'orchestre des émotions, sentiments, pensées et comportements. Quand le chef d'orchestre est triste, sombre et taciturne, tout l'orchestre joue lourdement, de manière fade, sans rythme, au risque de se désunir.

Le premier qui en ressent les effets, c'est le partenaire, par le jeu des neurones miroirs: « C'est bizarre, depuis que tu es rentré du travail, je me sens angoissée et oppressée. » Distinguons l'humeur passagère (simple vague à l'âme) de l'humeur chronique (terrain dépressif). Bien évidemment, une humeur égale contribue à une bonne ambiance générale quand un dépressif qui n'arrête pas de gamberger sur son passé plombera la relation, surtout qu'il se dira sans cesse: « Ça ne marchera pas entre nous. Pourvu qu'elle ne me quitte pas. Comment peut-elle s'intéresser à un type comme moi ? »

L'humeur est la frontière entre la partie visible et invisible de notre personnalité.

Schémas cognitifs

Selon le psychologue Jeffrey E. Young, ce sont les lois silencieuses qui se sont construites au cours de notre enfance à travers notre éducation et diverses expériences de vie. Ils tournent autour de 4 aspirations à satisfaire:

• **Un besoin de sécurité**, de survie, à savoir d'un toit, de quoi manger, mais aussi d'une sécurité affective. Il provient de l'attention qu'on a reçue enfant et adolescent (éducation, tendresse, affection, protection). C'est là que se construit la peur d'être abandonné, abusé, mal aimé, rejeté…

• **Un besoin d'autonomie et d'indépendance** qui repose sur un minimum d'estime de soi. Sinon, on risque de se retrouver en situation de dépendance affective, sentimentale et/ou matérielle, ou, à l'inverse, de tout faire (avec excès) pour éviter de devenir dépendant, fusionnel, ce qui n'est jamais bon dans un couple.

• **Un besoin d'égocentration.** Il s'agit de trouver le juste équilibre entre être suffisamment égocentré et agir dans l'altérité. Cela consiste à poser ses besoins tout en se préoccupant de ceux de sa partenaire.

• **Un besoin d'être respecté.** Dans un couple : « Mes droits s'arrêtent là où commencent les tiens. »

Ces schémas cognitifs qui sont inscrits au plus profond de nous influent sur une vie de couple. Ils conditionnent pour une partie nos comportements, à notre insu et pas toujours de façon adaptée, et c'est bien là le problème.

Style d'attachement affectif (SA)

Nous possédons une fonction d'attachement affectif qui s'est construite autour de la « figure d'attachement » de la mère, de son substitut et d'autres personnes-ressources. C'est dans la petite enfance qu'on bâtit notre sentiment de sécurité vis-à-vis du monde et des personnes qui nous entourent. Tout cela contribue à nous construire affectivement.

Selon que cet attachement aura été solide ou non, la psychologue Mary Ainsworth a défini 2 catégories d'individus : les sujets sécures et les insécures.

• **Les individus sécures**

L'adulte sécure a une bonne estime de soi et est autonome. Sa relation aux autres est de bonne qualité. Les relations amoureuses reposent sur la confiance. En cas de séparation, il la vit comme une expérience certes douloureuse mais enrichissante, un cap à passer. Il a confiance dans sa capacité à mériter d'être aimé.

• **Les individus insécures**

Ils perçoivent le monde comme menaçant. On distingue 3 profils d'adultes anxieux et insécures sur le plan affectif :

– L'anxieux-ambivalent de nature « hyperfusionnelle »

Le sujet est vite inquiet, jaloux, possessif, hypersensible, en quête permanente d'approbation de l'autre et dans la crainte permanente d'être abandonné, de se retrouver seul. Il a un besoin constant de vérifier que l'autre l'aime avant de replonger aussitôt dans le doute. Il n'a pas conscience que l'insécurité qu'il ressent ne vient pas de l'autre, mais de lui-même, et qu'il est étouffant.

– L'anxieux-évitant

Le sujet est convaincu qu'il ne mérite pas d'être aimé et que, d'ailleurs, l'amour est tellement précaire que mieux vaut ne pas s'engager pour ne pas souffrir ni être déçu, rejeté ou abandonné, etc. Personne solitaire, indépendante, secrète, renfermée, silencieuse, elle s'interdit de dépendre de quelqu'un, quitte à être indisponible et rejeter son entourage.

– L'anxieux-désorganisé

Il se rapproche d'une personnalité borderline : très souvent, enfant, il a été victime de maltraitance ; il oscille entre espoirs, incertitudes et révoltes avec une forte impulsivité, des angoisses, une instabilité émotionnelle ; il alterne accès de colère, automutilations, conduites addictives, fugues, phases dépressives et attachement hyperfusionnel. Une fois adulte, ses relations restent précaires, aléatoires et instables.

Fort de ces points de repère qui constituent la personnalité, voyons ses conséquences sur une relation et la sexualité.

Personnalité, sexualité et sentimentalité

Dans un couple, les personnalités se complètent, s'opposent, ce qui influence directement le climat conjugal. Trois types de liens nous lient : affectif, sexuel et amoureux.

La libido dépend aussi de notre style d'attachement affectif :

Un (voire deux) élément(s) sécure(s)

C'est un facteur de réussite conjugale. Le couple est fidèle, respectueux, ouvert au dialogue. Tout favorise la communication, le plaisir et l'intimité. Un sujet sécure est une valeur ajoutée dans une relation à deux. Dommage que l'offre soit moins importante que la demande.

Deux éléments insécures

Ils réunissent deux sujets anxieux. La durée de vie conjugale est plus courte, avec une plus grande tendance aux tensions, aux disputes, à la violence conjugale. Faute de savoir s'adapter émotionnellement, les partenaires vivent mal les frustrations, les tensions fréquentes. La fréquence des relations sexuelles est variable et la sexualité souffre de pannes.

- **Les hyperfusionnels**

Faute d'assurance dans leurs propres capacités à mériter

d'être aimé et à aimer, ils doutent autant d'eux que de l'autre. Leurs histoires d'amour, toujours compliquées, se terminent souvent mal, sur fond de jalousie. Les accrochages et l'agressivité sont fréquents pour obtenir l'attention du partenaire. Paradoxalement, ils sont sourds à ses attentes, centrés qu'ils sont sur leurs propres besoins. Deux hyperfusionnels en couple, cela donne une intense activité sexuelle prête à accéder à toutes les fantaisies (même des relations anales quand bien même ce n'est pas son truc) pour ne pas perdre l'autre. Les femmes seraient plus clitoridiennes que vaginales. Toute panne sexuelle du partenaire est perçue comme de l'ennui, du désintérêt et une menace d'abandon. Dans le couple fusionnel, le coït est presque plus l'occasion de renforcer la fusion qu'une recherche de plaisir sexuel.

En grande demande de réparation, les hyperfusionnels donnent et recherchent en permanence des câlins. Ce fantasme de ne faire qu'un présente deux inconvénients : celui d'étouffer l'autre et celui de s'oublier en voulant plaire à l'autre (on retrouve souvent des schémas de soumission et d'abnégation). Imaginez les conséquences de l'arrivée d'un bébé quand l'un des deux est l'adulte-enfant… Comment vivre à trois quand, jusque-là, on ne faisait qu'un ? Le fusionnel se trouve piégé par sa problématique de dépendance affective.

• Les évitants

Ils ont le goût de l'isolement et font peu de gestes intimes une fois la phase d'élan amoureux passée. Le but ? Ne surtout pas se montrer vulnérable, ni avoir à demander de l'aide. L'évitant ne compte que sur lui et parle peu. Le ou la partenaire est plus un compagnon, un pilier, un soutien. Le sujet évitant est plus à l'aise dans le sexe sans engagement (champion de la rencontre sans lendemain) et, paradoxalement, plutôt pauvre en relations sexuelles dans son propre couple. L'attirance repose plus sur des relations basées sur le sexe que sur l'affectif. En fait, les démonstrations d'affection lui coûtent. Fausse pudeur ? Les évitants auraient plus tendance à être infidèles et à vivre de façon inconfortable les manifestations de tendresse.

Dans un couple où les deux sont d'une nature « évitante », la fréquence des relations sexuelles est très basse, ce qui est mal vécu par les deux, et encore plus par la femme, même si les difficultés sexuelles (baisse de libido, de rigidité, retard d'éjaculation...) rapportées par les hommes évitants sont souvent relativisées par la partenaire.

• **Le type instable et impulsif**

Il oscille en permanence dans son couple entre émotions intenses et replis, euphorie et tristesse. Ces sujets sont en recherche permanente de reconnaissance. Ils sont attirés par les plus offrants en matière d'affection, d'où des partenaires multiples, des relations spontanées, une sexualité à risque alternant passion et clashs violents, avec des ruptures soudaines à la moindre déception, parfois dans la violence, avec alcoolisation, chantage au suicide, etc.

Résumé

Difficile d'harmoniser sa relation de couple et de se montrer rassurant quand on est mal dans sa peau et qu'on se bat avec ses propres démons. C'est bien de savoir qui on est et qui est l'autre avant de s'engager.

Apprendre à composer avec sa nature et celle de son (sa) partenaire

Dans un couple en crise, il importe d'identifier ses émotions primaires, à l'origine des sentiments qui ont engendré une tension par exemple.

1er conseil : apprenez à connaître votre partenaire, mais ne cherchez pas à tout savoir de lui

Respectez son jardin secret, son passé. À lui ou elle de vous dévoiler ce qu'il veut, en sachant que son passé lui appartient. De toute façon, vous en saurez beaucoup rien qu'en observant ses attitudes corporelles, ses mimiques, sa capacité à se rendre disponible, sa capacité d'écoute, sa façon de réagir émotionnellement, de se comporter en situation de crise dans votre quotidien. Connaître ce qui le blesse, le rassure, le touche, c'est savoir se faire du bien, créer de l'intimité et du lien.

2e conseil : connaissez-vous et aimez-vous avant d'aimer

Beaucoup de séparations en amour viennent du fait qu'on a mal jaugé la personnalité de l'autre, surestimé ses propres capacités ou sous-estimé ses limites. Craquer pour un physique, une belle gueule, de beaux yeux, pourquoi pas, mais encore faut-il prendre le temps de découvrir les traits de caractère de la personne, son humeur, son degré d'insécurité, bref sa vraie nature, avant de s'engager. Tout le

monde peut faire une erreur de casting, à condition que cela ne se paye pas au prix fort.
70 % de la population étant de type insécure et donc anxieux, on doit se protéger et aussi protéger son partenaire de ses traits de caractère les plus insupportables. La pire phrase que j'aie entendue en consultation est : « Il faut me prendre comme je suis ! Je suis comme ça, on ne me changera pas. » OK... pas de problème, mais ce sera sans votre femme ! Un seul trait de caractère peut mener au casse-pipe. Mais avoir un fort caractère ne veut pas dire avoir une personnalité pathologique. Avoir une humeur triste de fond, cela se traite. Vous n'avez pas (ou votre partenaire n'a pas) à vous transformer en papa ou maman « bis » pour compenser son immaturité affective.

3e conseil pour le couple évitant-hyperfusionnel

Ce couple fréquent est souvent source de frustration pour les deux, passé la phase d'élan amoureux. L'évitant, par nature, fantasmera plus l'extraconjugal que son partenaire, là où l'hyperfusionnel réclamera des comptes et de l'attention, qui feront encore plus fuir l'autre.

Résumé

Toutes les études montrent que pour vivre à deux, il faut une bonne dose d'estime de soi, d'autodérision et d'autonomie affective. Avant de réclamer plus d'attention à votre partenaire, posez-vous la question : « Quelle est la part fragile de moi qui justifie cette demande ? » Bien connaître nos personnalités mutuelles permet de nous adapter et favorise une plus grande harmonie entre partenaires.

À vous de jouer !

Demandez à ceux qui vous connaissent bien de donner 3 ou 4 caractéristiques (traits de caractère, humeur…) de votre personnalité. Essayez d'imaginer ensuite l'impact qu'elles peuvent avoir sur votre vie sexuelle, sentimentale et conjugale…

DÉSIRS
SEXUELS

Comment apprendre à connaître son désir et à harmoniser ses envies avec celles de son partenaire ?

Étude de cas

Onze ans de mariage déjà ! Natacha, maman de deux beaux enfants, est fière de son couple. Elle songe à avoir un troisième enfant. Mais la reprise de son travail de nuit pour pouvoir s'occuper de ses enfants le jour et répondre aux multiples tâches quotidiennes qu'elle assume a mis à rude épreuve sa résistance. Jusqu'à sa libido qui ne cesse de chuter depuis quelques mois. Déjà que le sexe n'était pas sa tasse de thé. En plus, son médecin lui a détecté une petite anémie par carence en fer.

Chaque fois que Gabriel la sollicite pour avoir un rapport, elle se soumet pourtant volontiers. Alors oui, c'est vrai, elle ne vient jamais le chercher, à l'exception d'une ou deux fois dans l'année, où, là, un besoin irrépressible l'envahit, en début de cycle par exemple. Tout juste si elle ne lui saute pas dessus. Pareil quand elle est en désir de grossesse. Heureusement, Gabriel n'est pas plus demandeur que ça.

Elle aime ses caresses, elle aime jouir bien sûr, mais, surtout, elle adore quand ils s'endorment blottis l'un contre l'autre après avoir fait l'amour. La sexualité, on n'en parlait pas chez elle. En réfléchissant, elle n'a eu qu'une seule expérience

avant Gabriel. Rien de transcendant. Sa forte poitrine – 90 bonnet D – l'encombre et ses collègues n'arrêtent pas de la mater. Elle complexe et fait tout pour la cacher. Quand Gabriel touche ses seins, elle a l'impression d'être une paire de mamelles qu'on va traire comme une vache. Elle songe à la faire réduire, mais ce n'est pas gagné avec Gabriel.
Natacha a réalisé son rêve : une famille, un mari gentil et bientôt trois beaux enfants. Mais son absence de désir sexuel l'inquiète : « Si ça continue, Gabriel ira voir ailleurs ! » C'est décidé, elle va prendre rendez-vous avec un sexologue.

L'ŒIL DU SPÉCIALISTE

Natacha est une bonne maman et une bonne épouse... vaillante, généreuse et courageuse de surcroît : fatiguée ou pas, elle gère et assure. Un bon petit soldat. Le seul souci, c'est que cela coince question libido. Mais elle assume, avec abnégation, et reconnaît à chaque fois que finalement c'est agréable !
À noter qu'elle est très réceptive en période prémenstruelle ou quand elle a un fort désir d'enfant. Elle fait partie des femmes dont la sexualité fonctionne selon le climat hormonal ou une nature maternante.
Pourquoi aurait-elle envie de s'envoyer au septième ciel avec un Gabriel compréhensif et docile qui se contente de ce qu'elle lui donne ?
Tout espoir n'est pas perdu si elle se ménage, pense bien à elle et que Gabriel s'impose.

Quelques chiffres

- La sexualité est un sujet qui préoccupe davantage l'esprit des hommes pendant la journée que celui des femmes (61 % versus 35 %, Colson, 2006).

- Pour leur premier rapport sexuel, 10 % des filles disent qu'elles n'avaient pas envie et qu'elles ont cédé (N. Bajos, 2018).

Tout cela pose la question de la difficulté de repérer son désir et de la manière de l'harmoniser avec celui de son partenaire.

Un principe : les différents types de désirs sexuels

Désir sexuel et amour

La confusion entre avoir du désir sexuel et être amoureux est un classique, l'ordre moral ayant longtemps interdit que les deux soient associés, notamment pour la femme, avec de fausses croyances à la clé.

— Faire l'amour avec quelqu'un ne veut pas dire que l'autre est obligatoirement amoureux.

— Ressentir du désir pour une autre personne que son conjoint ne signifie pas qu'on n'aime plus son partenaire : c'est juste un fantasme.

— Être amoureux ne garantit pas le désir sexuel.

— Vouloir un bébé n'est pas que le fruit de l'amour.

Toutes ces croyances sont partiellement fausses et parlent du désir décliné sous toutes ses formes : sexuel, sentimental, désir de maternité..., d'où l'importance de savoir ce qu'on entend par désir sexuel.

Entre un engagement sexuel à court terme et l'amour qui relève davantage d'un engagement à long terme, le sexe entre deux individus peut être torride sans que ces personnes ne partagent le moindre sentiment profond, tout comme on peut être amoureux à la folie sans être sexuellement compatible ni même avoir envie et comme on peut désirer un enfant pour se faire plaisir à soi en tant que femme sans pour autant aimer le sexe. Rappelons que le désir et le plaisir sexuels ont longtemps été interdits aux femmes par l'Église catholique.

En fait, le désir sexuel peut prendre divers aspects, parfois éloignés l'un de l'autre, le plus souvent complémentaires. Il varie par ailleurs en nature et en intensité au cours du temps.

Quelle relation y a-t-il entre un **désir de tendresse** romantique dans lequel dominent le flux et le reflux des sentiments, des émotions, des gestes de tendresse, et le **désir sexuel coïtal** qui se conclura après les préliminaires par une pénétration et l'obtention d'un orgasme ? *Quid* encore du **désir de maternité** et d'enfants qui justifie de faire l'amour régulièrement, avec à la clé la bonne nouvelle, « je n'ai pas eu mes règles ce mois-ci », et un test de grossesse positif ? Le sexe oui, mais pour faire un bébé et fonder une famille. Et quel rapport avec un **désir de recherche de sécurité affective** : « Quand je suis avec toi et que tu es dans moi, tu m'appartiens » ? À part, le **désir sexuel par convention**, à savoir vouloir se mettre en couple pour faire comme tout le monde et avoir des enfants, etc. Reste pour finir à différencier le **désir sexuel coïtal de décharge**, à savoir l'envie subite, intense et impérative, de décharger son excitation sexuelle. Là, plus question d'érotisme. On est dans le vite fait.

On parle bien ici de pure décharge sexuelle pour assouvir une pulsion. À peine le désir s'exprime en soi qu'on se soulage. Fait avec un ou une partenaire consentant(e) et partageant le même enthousiasme, c'est un choix qui n'est pas condamnable, voire une option qui apporte un peu de folie dans un couple – la pulsion du désir, l'attirance forte et la disponibilité étant ici les moteurs. Rien à voir avec une séquence sexuelle pleine d'érotisme entre deux personnes qui prennent leur temps, par choix, et sont complices. Encore mieux si elles s'aiment.

Point de censure donc.

Le désir sexuel est une anticipation mentale positive soustendue par une physiologie du corps. Quand vous avez expliqué que la testostérone et les œstrogènes agissent sur notre cerveau par l'intermédiaire de récepteurs situés au niveau de l'aire préoptique médiane de l'hypothalamus et du système limbique, vous avez tout dit et rien dit : vous êtes toujours incapable d'analyser le pourquoi du comment de votre désir et de savoir quoi en faire et comment le réveiller chez votre partenaire.

Les aptitudes sexuelles

Le désir sexuel réclame un minimum d'aptitudes sexuelles :

• Il faut être suffisamment attiré pour déclencher le désir et avoir envie de franchir la distance qui sépare de son partenaire, que ce désir soit au stade de rêve ou à quelques mètres de soi. Bref, on doit ressentir une attirance qu'il va falloir transformer en désir chez l'autre par un jeu de séduction. Les codes d'attraction sexuelle, les sources d'excitation et le désir, sont personnels, variables (sentimentaux, affectifs, amicaux ou sexuels…) et peuvent évoluer dans le temps, d'où la difficulté et le challenge d'entretenir le désir dans la durée quand on ne cultive pas ces codes d'attraction et qu'on ne possède pas un art consommé de la séduction et bien d'autres talents de vie à deux.

• Il faut être capable de repérer ses propres signaux d'excitation sexuelle qui montent, dans le haut du corps (palpitations, voix émue, rougeur, regard pétillant) et dans le bas du corps (chaleur, lourdeur, gonflement, picotements dans le bas-ventre, humidification des organes génitaux...). Il faut ensuite avoir suffisamment confiance en soi pour exprimer et imposer son désir.

• Il faut oser se poser et se montrer dans son archétype de masculinité ou de féminité pour assumer son désir sexuel, quelle que soit sa nature. Pour l'homme, il s'agit d'assumer son intrusivité à travers son regard, dans sa démarche, ses baisers, ses caresses et plus tard, en faisant l'amour, en se montrant pénétrant. Pour la femme, il s'agit de décliner sa réceptivité avec fierté, en assumant ses courbes et ses creux, avec, *in fine*, l'envie d'accueillir l'autre en soi... Que vous ayez une orientation sexuelle homo ou hétéro n'y change rien.

Résumé

Le désir sexuel est une attente et une mise en tension réclamant la disponibilité de l'autre. Bien se connaître mutuellement est la meilleure manière d'harmoniser ses besoins avec ceux de l'autre, une fois le désir sexuel de chacun identifié. Entre les deux partenaires, la nature des besoins peut être diamétralement opposée, mais ces besoins peuvent aussi s'additionner et se compléter autour d'un jeu de séduction entrepris bien en amont.

Harmoniser ses désirs

Il est bien rare qu'entre deux partenaires, qui plus est en couple, on ait le même besoin sexuel au même moment et qu'il soit identique en intensité et en nature. Déjà que nous n'avons pas la même libido (entendez les mêmes besoins sexuels selon les individus : une fois encore, nous ne sommes pas identiques) ! Il existe des personnes à forte libido (voire excessive et pathologique) et des personnes sans la moindre libido. Avec le temps, l'âge, plusieurs grossesses, le stress, l'usure, la ménopause, l'andropause, les effets secondaires d'un médicament, etc., l'intensité du désir sexuel diminue, se transforme et peut se dissocier de celle du partenaire. Comment dès lors harmoniser son propre désir et entendre le non-désir ou la demande de l'autre ?

1er conseil : ne déclinez le mot désir qu'avec les mots « séduction » et « consentement »

Le but du désir sexuel est d'aboutir à une relation de deux corps qui procurera du plaisir à chacun : que l'un préfère, un dimanche après-midi, marcher dans la campagne quand l'autre a envie de faire une sieste coquine pose juste la question de la synchronisation de deux désirs de nature très différente. C'est l'occasion de mettre en place une stratégie pour joindre l'utile à l'agréable, se faire du bien à deux et renforcer le lien conjugal sans que l'un se sente plus frustré que l'autre. Il faut que ce soit du gagnant-gagnant. Encore faut-il exprimer clairement ses attentes et ses frustrations. C'est important d'entendre son propre besoin, celui de l'autre et de mettre en œuvre les moyens pour y parvenir. Sinon, on risque de s'enfermer dans une routine stéréotypée, formatée, qui tourne toute seule et crée du vide...

2e conseil : ne cédez pas à toutes les sollicitations de votre partenaire

Vous avez le droit de dire « non ». On retrouve la crainte de dire « non » chez les personnes peu affirmées, qui doutent d'elles-mêmes, ont peur d'être abandonnées ou rejetées. Elles fonctionnent souvent dans des schémas de soumission, d'abnégation... avec le risque qu'un jour elles se révoltent. Dire « non » tout le temps est un autre problème.

Imposer l'acte sexuel par autoritarisme, ce n'est pas faire preuve de virilité, c'est s'octroyer un droit qu'on n'a pas. C'est aussi tomber dans la croyance que si j'en ai envie, forcément, l'autre aussi. Imposer son désir, c'est au minimum être indélicat, égoïste et fonctionner dans un schéma cognitif dysfonctionnel de « manque de limite » (« tout m'est dû ») qu'on retrouve toujours chez les narcissiques excessifs. C'est aussi se mettre en porte-à-faux avec la loi. En cela, le mouvement #MeToo a donné un sérieux coup de frein à un comportement depuis longtemps dénoncé mais qui était « toléré » depuis des siècles. Imposer son désir, c'est par ailleurs prendre le risque que votre partenaire se lasse à force d'insistance et se rebelle à juste titre. Ce que vous avez gagné avec insistance un jour (je pense aux addicts sexuels), vous risquez de le perdre définitivement et brutalement.

Il n'existe pas de norme concernant le nombre de relations sexuelles à avoir par semaine et par mois. De récentes enquêtes tendent cependant à montrer que la fréquence des relations sexuelles diminue actuellement chez les humains, et pas qu'avec l'âge.

3e conseil : un couple sans relations sexuelles n'est pas forcément un couple qui va mal

On peut dissocier l'amour du désir sexuel. Des périodes de baisse de libido font partie de la vie d'un couple et de la trajectoire de chacun. Il faut seulement être vigilant si cela dure depuis des mois et si cela ne répond pas à vos vœux et encore moins à ceux de votre partenaire. Un bilan médical simple peut alors être établi par votre médecin. Assurez-vous qu'il n'y a pas anguille sous roche : thyroïde, médicament, fatigue, douleurs articulaires, peur d'une fuite urinaire, perte d'estime de soi, peur de vieillir, mais aussi, bien sûr, les grands classiques : perte d'érection, sécheresse vaginale, douleurs génitales, conflit de couple voire perte d'attirance, relation extraconjugale.

À part, celles et ceux qui font un principe de n'éprouver aucun besoin de sexe (abstinents sexuels). C'est leur droit, quelle que soit l'idéologie qui le sous-tend, du moment qu'ils savent ce qu'ils perdent. Le risque est qu'un jour, l'autre se réveille avec la nécessité de vivre son désir sexuel dans le coït plutôt que dans l'abstinence.

4e conseil : montrez-vous si vous souhaitez faire l'amour

Rien de tel pour y parvenir que de faire rêver l'autre plutôt que de le convaincre avec maladresse et de façon insistante. Une certitude, l'appétit vient en mangeant et... pensez à mettre un tigre, euh, non, de l'intensité dans votre désir.

Résumé

La baisse ou la perte de désir sexuel est la principale problématique féminine en consultation de sexologie..., mais les hommes rattrapent les femmes. Il n'existe pas encore, hélas, de petite pilule rose pour réveiller la libido. Et quand bien même elle existerait, la chimie ne serait que le moyen de soutenir un désir purement génital. Resterait à acquérir un savoir érotique, sentimental, éthique, et à s'aimer.

À vous de jouer !

Repérez-vous facilement dans votre corps les signaux du désir et sa nature ? Si oui, savez-vous le transmettre clairement à votre partenaire sans gêne ni tabou ?

COMPULSIVITÉS SEXUELLES

Comment faire face à une addiction sentimentale ou sexuelle ?

Étude de cas

« Mon mari laisse traîner ses DVD pornos à portée de vue des enfants. Il ne vous l'a pas dit, mais il a reçu récemment un premier et dernier avertissement de sa direction avec menace de licenciement pour avoir visionné des films à contenu pornographique pendant son temps de travail. »
« Je ne peux pas m'empêcher de rentrer dans un jeu de séduction dès que je vois une femme. J'en ai déjà épinglé plus de huit cents, alors que j'aime ma femme. Il faut m'aider. »
« J'ai beau être une notable connue dans ma petite ville de province, il m'arrive de m'envoyer en l'air dans un parking souterrain avec un inconnu. Je sais que je joue avec le feu. »
« Quand je fais l'amour, j'ai besoin de me travestir avec des sous-vêtements féminins. Ça fait pisser de rire les nanas. Sauf que voilà, j'ai trouvé la femme de ma vie, qui m'a dit : "Tu arrêtes ça tout de suite ou je te quitte !" J'ai aussitôt cessé et jeté trois sacs-poubelle de sous-vêtements féminins mais, depuis, quand on fait l'amour, je ne bande plus. »
« On avait tout pour être heureux. Un couple sans histoire. Ma femme était belle, intelligente, c'était une mère dévouée, épouse modèle. Elle m'avait même dit récemment : "La chance qu'on a de s'être trouvés !" Et voilà qu'elle vient de

tomber amoureuse folle, du jour au lendemain, d'un sale type, connu pour être un homme à femmes et violent. Je ne la reconnais plus. Elle est partie vivre avec lui et a laissé les enfants. Ce n'est pas elle. Il lui interdit d'utiliser son portable pour que les enfants ne fassent pas pression sur elle. Ses amis, ses parents, rien n'y fait. »

« Quand ma femme est tombée enceinte, on a cessé d'avoir des rapports sexuels. Je me suis connecté à Internet et je me suis perdu dans le sexwebcam avec des étrangères. Après son accouchement, je n'avais plus aucune libido pour refaire l'amour avec elle. J'ai besoin de me connecter. Il n'y a plus que ça qui me fait bander ! »

« Quand j'ai vu que mon mec était un *pornoman*, je l'ai quitté et je me suis inscrite sur un site de rencontres. Le problème, c'est qu'en moins de huit mois, j'en suis à un nombre effrayant de rencontres et que j'ai toujours besoin de chercher ! Je m'en veux de me compromettre pareillement. »

« Depuis que j'ai divorcé et que j'assume mon homosexualité, je cours de rencontres en rencontres pour trouver l'homme de ma vie sur des sites. Quand j'ai la garde de mes trois enfants, si j'ai une touche sur un site, dans la minute qui suit, je peux les laisser pour une rencontre furtive dans un hôtel minable. »

« J'ai pris mon pied pendant des années sous alcool et sous psychostimulants, les narines bourrées de coke. Maintenant que je suis rangée, je n'arrive plus à jouir dans une relation sexuelle ordinaire. Et pourtant mon mec, c'est un vrai étalon ! »

« Je vends des sextoys dans des soirées pour femmes, mais je suis 100 % anorgasmique. Il n'y a que les gros godes vibreurs qui me font jouir. »

« L'autre jour, ma femme est tombée sur des milliers de vidéos et d'images à caractère pornographique sur mon ordinateur. Elle m'a demandé de tout effacer et de me faire soigner. Sinon, elle part… »

L'ŒIL DU SPÉCIALISTE

En consultation, tous ces patients, en permanence sur la ligne de crête, à lutter contre leurs démons, malgré leur envie d'être « comme tout le monde », mais toujours sur le point de sombrer, m'ont touché par leur détresse. À quelques exceptions près, qu'ils soient célibataires, bons pères ou bonnes mères de famille, attachés ou non à leur partenaire de vie, ils sont en parfaite santé mentale. Les conséquences de leur addiction peuvent leur coûter cher sur le plan conjugal, familial, pécuniaire et vis-à-vis de la loi... Encore plus quand ils flirtent avec d'autres addictions : alcool, drogue, sucres, tabac, sport à outrance, achats compulsifs, etc.

Quelques chiffres

- L'addiction sexuelle touche majoritairement les hommes (mais les femmes les rattrapent), en particulier les célibataires.
- 15 % des 14-17 ans consomment au moins une fois par semaine une vidéo pornographique (12 % pour les filles, 18 % pour les garçons) et une petite proportion au moins 1 heure par jour.

Tout cela pose la question de savoir si nous sommes un peu, beaucoup, passionnément, à la folie, pas du tout, dangereusement compulsifs sexuels et/ou sentimentaux.

Un principe : addict sexuel et affectif

L'addiction

L'addiction est une relation pathologique avec un comportement dont les effets sont néfastes pour soi et pour l'entourage, sans compter qu'elle transforme la personnalité, la personne addict ayant perdu tout libre arbitre.

Tout peut être objet de dépendance, le sexe autant que l'amour. L'addiction sexuelle (ou sexualité compulsive) est un comportement inapproprié sous forme d'une dépendance comportementale (à savoir un combat perdu d'avance entre une conscience qui dit « non » et le besoin irrépressible de transgresser ses propres interdits éducatifs, moraux malgré la honte et la culpabilité qui l'accompagnent...). Elle se traduit par un passage à l'acte (impulsif et répétitif), une sorte d'envie irrépressible, comme une force intérieure qui pousse à agir, sans réfléchir, pour combler un besoin, un manque, sur fond d'ennui, de désœuvrement, de solitude, de lassitude et de vague à l'âme. Ce comportement est encouragé par sa facilité d'accès : simple clic ou coup de fil suivi d'une rencontre géolocalisée et/ou bon copain de dérive, contexte festif, voyage, chambre d'hôtel...

Le passage à l'acte n'apporte qu'un soulagement incomplet suivi aussitôt du malaise initial et donc un besoin de se soulager de nouveau..., d'où le risque d'accoutumance et, par suite, l'augmentation de l'intensité, de la fréquence... Conséquence possible à long terme : un envahissement de la vie personnelle avec isolement, infections sexuellement transmissibles (IST), tensions avec le partenaire voire séparation, menace de licenciement, poursuites pénales et une énorme perte de temps !

La faute à notre cerveau, mais pas seulement… Nous sommes tous équipés d'un circuit de la récompense qui nous motive pour survivre et trouver tous les jours de l'eau, de la nourriture, un abri, etc. Reste que chaque fois qu'une source de plaisir nous comble, elle nous pousse à retrouver cette sensation, nous incitant à recommencer ce qui nous a fait du bien. Pour certains, cette incitation est débordante et excessive. Les circuits neuronaux de la récompense, quand ils sont activés, sont interdépendants avec ceux de la mémoire, de la motivation et de l'inhibition. Dans le cadre de l'addiction, les circuits se désynchronisent, s'hyperstimulent, échappant à tout contrôle, avec une hyperconsommation pathologique, qu'il s'agisse de dépendance au sexe, à la séduction ou à la passion amoureuse… Résultat : on ne peut plus résister à l'envie subite de satisfaire une pulsion sexuelle ou à défaut d'y penser sans répit, voire de ne faire que ça.

On distingue les addictions affectives et les addictions sexuelles, les addictions qui sont excessives sans enfreindre la loi, mais qui deviennent gênantes par la perturbation qu'elles génèrent dans la vie ordinaire, et les addictions sexuelles anormales (appelées aussi paraphilies compulsives ou comportements déviant) posant un problème vis-à-vis de la loi.

Les addictions affectives

Elles sont une façon de combler un manque en soi. On citera :

• La dépendance à la passion amoureuse

Le sujet est prêt à tout abandonner pour vivre cet amour et se remplir des sensations qu'il procure. Malgré les apparences, il s'agit d'un amour égoïste qui prend plus qu'il ne donne. Comme toute drogue, cette passion ne dure qu'un temps. Souvent, elle comble une carence affective profonde sur fond d'estime de soi fragile : il faut donc que cela soit violent, comme un alcool fort, afin que seule cette période amoureuse dans sa partie la plus intense vaille la peine d'être vécue. Dès que cet amour devient plus tranquille, c'est la douche froide. La vie redevient fade, le couple aussi. La personne repart en quête d'une histoire aussi forte, passant d'une histoire passionnelle à une autre avec, chaque fois, une dépression à la clé.

• La dépendance conjugale à l'autre

Elle se construit sur le mode hyperfusionnel. Dans ce cas, le partenaire devient, sans le savoir, tuteur, thérapeute, bref, indispensable et vital. Pas sûr que l'autre l'aime à ce point, mais la sécurité affective, matérielle qu'il apporte n'a pas de prix… malgré la peur quasi permanente de le perdre et d'être abandonné. On attend tout de lui. Lourdes mission et responsabilité pour ce dernier. Le sexe n'est que le prétexte à renforcer le lien : « Quand on fait l'amour et qu'il est dans moi, il m'appartient, on ne fait qu'un ! » Dans un tel contexte, la personne jouit plus avec son cœur qu'avec son sexe. En cas de rupture, c'est la dépression garantie.

• La séduction (drague) compulsive (donjuanisme pour les hommes et nymphomanie pour les femmes)

C'est l'art de se rassurer par la quantité de conquêtes. Le but est de combler un narcissisme fragile et de s'assurer qu'on est à la hauteur sexuellement, assez viril, et surtout pas homo quand on est hétéro.

En apparence, le sujet, convaincu que ses conquêtes n'attendent que ça, affiche sérénité, assurance et expérience, d'où ce besoin irrépressible de faire craquer l'autre. Peu importe que cela se termine ou non au lit. Tout échec est douloureux, source d'angoisse et d'une grande solitude à laquelle, plus tard, s'ajoutera la peur de vieillir.

• La fixation compulsive sur un partenaire fantasmé

Ici, la personne se fait un film absolu sur une autre personne qui n'est même pas au courant. Quand elle vire à l'obsession et au harcèlement (courriers anonymes, suivi de la voiture, surveillance des faits et gestes...), cette addiction n'est plus douce. Forcément, il n'y aura pas de réponse en face, la personne ignorant qu'elle est l'objet d'une telle passion. Dans 80 % des cas, ce sont des femmes qui ont ce type d'addiction. Au bord du délire, elles sont convaincues que l'autre partage leur passion, et vivent à travers leurs fantasmes, souvent accompagnés de masturbations compulsives.

Les addictions sexuelles

Ici, le sexe devient la principale raison de vivre, réduisant le partenaire à un objet sexuel destiné à libérer des tensions qu'il faut satisfaire de façon immédiate, ce qui rend la relation de plus en plus difficile, l'isolement de plus en plus grand, le sujet s'enfermant dans ses propres fantasmes sexuels sur fond d'injonctions mentales rudimentaires et pauvres qui se terminent par un vide à combler à peine soulagé et allant crescendo. On citera :

- **Les déviances sexuelles (ou paraphilies)**

Parmi elles : transvestisme, voyeurisme, exhibitionnisme, pédophilie, frotteurisme, zoophilie, nécrophilie, jeux érotiques par strangulation, introduction d'objets, agressions sexuelles, *revenge porn* (sorte de vengeance qui consiste à partager en ligne une vidéo sexuelle sans l'accord de la personne qui y figure)...

- **Les jeux sexuels excessifs**

Parmi eux : consultation compulsive de sites pornos, de sites de rencontres, masturbation compulsive, sexwebcam, cybersexualité, fréquentation clubs/saunas/backrooms..., addiction aux fantasmes, relations sexuelles avec besoin de rituels spécifiques pour être excité et jouir (sextoys, bondages, SM, etc.) plus ou moins arrosés d'alcool et/ou de psychostimulants.

L'addiction sexuelle est hautement chronophage. Elle est un pis alller de notre mal-être existentiel, qui détourne la sexualité de sa vraie mission : le plaisir, une volupté partagée à deux et une relation affective s'intégrant dans un quotidien de vie diversifié et riche où le sexe n'est pas une fin en soi et se décline avec l'amour, un mélange d'amitié, de passion, de sécurité, de complicité, ses hauts et ses bas et ses relances, ses journées ordinaires, ses traversées du désert. En un mot, le droit d'être imparfait et libre de toute dépendance. Dans l'addiction, le sexe est un besoin insidieux, non nommé, pour se soulager de quelque chose de plus subtil mais insaisissable comme vider des bières sans soif, tirer sur son joint sans besoin, se défoncer au sport pour les endorphines en plus de l'adrénaline, par besoin impérieux, par habitude ritualisée à l'excès, par solitude absolue. Ces activités sont collectives ou cachées. Au départ, on cherche un plaisir dont on devient dépendant sans s'en apercevoir. Vous-même en êtes parfaitement conscient : « C'est nul ! Je m'en veux ! » Ou l'art de se faire mal en croyant se faire du bien.

Certains posent la question : « Suis-je une personnalité addict ? », ce qui sous-entendrait qu'il existe une origine génétique. Rien n'est prouvé, sauf peut-être chez les sujets polyaddicts à l'alcool, au tabac, au hasch, au sexe, à l'amour, au travail, aux drogues, à la bouffe, à l'image de leur corps, à Internet, etc. **Inné ou acquis, peu importe, la question demeure : comment y faire face si cela entrave votre vie ?** Une certitude : il importe de repérer les sujets présentant des comportements jugés à risque. Pour eux, tout comportement apportant une source de plaisir doit être regardé sous l'angle de sa dangerosité à travers son potentiel addictogène et/ou sa toxicité, sachant que n'importe qui peut devenir addict à n'importe quel âge.

S'agissant de dépendance à l'amour et au sexe, les sujets insécures sur le plan affectif, les personnalités borderline, les sujets anxieux (TOC, phobiques) ou ayant des troubles de l'humeur sont les plus touchés.

Résumé
Notre société, de plus en plus normative, contribue à créer des comportements addictogènes. Nous avons beau être bien informés des dangers de la dépendance-accoutumance, il n'y a jamais eu

autant de conduites addictives. Une véritable épidémie ! Il est vrai que tout est fait pour nous stimuler, nous attirer et nous pousser à consommer, l'amour et le sexe y compris... Pire que ça, c'est presque normal et c'est branché que d'avoir sa petite addiction (tabac, alcool, alimentation, sport, sexe...).

Combler intelligemment son vide

Vous l'aurez compris, l'addiction sexuelle est une façon de combler un vide par un rituel vide de sens, qui tourne à vide dans tous les sens et en dépit du bon sens et vous vide à défaut de vous remplir ! Sans compter la nécessité de cacher son secret qui grossit au fil du temps et vous culpabilise un peu plus chaque jour.

1er conseil : ne confondez pas addiction sexuelle et aimer jouir de la vie en s'accordant des petits plaisirs

Le fort appétit sexuel de votre partenaire, qui peut vous paraître excessif, met seulement en évidence que vous n'avez pas les mêmes besoins. Être un séducteur, être gourmand de sexe et de sensualité ou être une grande amoureuse ne font pas de vous un(e) addict(e) sexuel(le) ou sentimental(e).

2e conseil : si vous êtes dépendant sexuel ou affectif, faites-vous aider

C'est compliqué de traiter une addiction, quelle qu'elle soit... Et déjà de reconnaître qu'on est addict. Comme vous trouverez tous les tests possibles sur des sites Internet très bien documentés, vous n'avez aucune excuse pour dire que vous ne saviez pas. Si votre vie sexuelle part régulièrement en sucette, posez-vous notamment la question de savoir si vous êtes addict à l'amour, au sexe et/ou à la séduction. Si vous l'êtes, soyez persuadé que c'est néfaste pour vous, que vous méritez mieux que d'être prisonnier des bugs de votre cerveau. Le boss c'est vous et non pas vos neurones. À de rares exceptions près, vous ne vous en sortirez pas seul. Ne serait-ce que par nature, votre cerveau, dans ce cas précis, va vous bourrer le mou et vous leurrer sur vous-même. Mettez votre pudeur et votre honte de côté et faites-vous aider. Ne vous croyez pas plus fort que l'addiction qui vous obsède : c'est elle qui finira par vous posséder. Respectez votre ennemi et occupez-vous-en sérieusement. Il va falloir la jouer fine, mais vous avez toutes les ressources nécessaires en vous. Trouvez le bon thérapeute et/ou le bon groupe, au moins pour commencer. L'approche thérapeutique qui semble avoir le plus fait ses preuves est le cocktail thérapie cognitive et comportementale (TCC) accompagnée d'antidépresseurs et de groupes de parole ciblés.

3e conseil : sachez que quand on a été addict, on le reste à vie...

Une fois sevré, sachez repérer tous les pièges qui peuvent vous faire replonger, même dix ans plus tard : contextes psychiques, relationnels, situationnels qui risquent de vous ramener à vos mauvais réflexes. Recontactez régulièrement votre thérapeute de loin en loin pour des piqûres de rappel.

4e conseil : adoptez la pleine conscience

La pleine conscience (sexuelle en particulier) peut vous aider dans les formes d'addiction « bénignes » et non-pathologiques. **Privilégiez la qualité sexuelle du moment présent en vous focalisant sur la lenteur, le ressenti des sensations de volupté.** Apprenez à les faire durer pour arriver à satiété de plaisir. Prenez le temps de partager pleinement avec votre partenaire des moments d'authentique intimité afin de saturer positivement vos circuits de la récompense et de bien mémoriser ces petits moments de complicité à deux... Voilà des joies simples et raisonnables autrement plus nourrissantes que la toile porno et la fébrilité des rencontres furtives sans lendemain.

5e conseil : non, vous n'êtes pas immonde, nul, sans volonté, amoral, vicieux et pervers

Ne soyez pas maltraitant avec vous-même : l'autopunition ne suffit pas pour s'en sortir. L'addiction sexuelle est une maladie, mais, bonne nouvelle, comme toute maladie, elle se soigne, en plus d'être prise en charge par la Sécurité sociale. Quoi qu'il advienne, vous restez une belle personne, respectable. Ne jetez pas à la rivière l'eau du bain et le bébé. Vous restez un homme, une femme, un mari, un compagnon, un papa, un amant qui mérite le respect comme tout un chacun !

Résumé

Le chemin est long pour se déprogrammer de mauvaises habitudes. Cela demande une vigilance de tous les instants. Le mieux aurait été de ne pas commencer, dirait monsieur de La Palisse ! Si vous ne deviez retenir qu'une chose, préférez le qualitatif amoureux et sexuel en conscience au quantitatif vite fait mal fait. Et on en revient toujours à la case départ : apprenez à gérer vos frustrations.

À vous de jouer !

En dehors de toute considération morale, avez-vous le sentiment d'être un dépendant affectif ou sexuel parce que vos pensées tournent sur le thème du sexe, sur des fantasmes amoureux permanents ou sur un besoin permanent de valider dans les yeux de l'autre que vous lui plaisez ? Avez-vous des attitudes que vous essayez de cacher à vos proches parce que, quoique honteux et/ou malheureux de la place que cela prend dans votre vie, c'est plus fort que vous?

DEUXIÈME PARTIE
À LA CONQUÊTE DE L'AUTRE

PREMIÈRE APPROCHE

Comment réussir la première approche ?

Étude de cas

Le cœur de Cédric palpite à chaque fois qu'il entre dans la librairie où travaille la jeune femme dont il est secrètement amoureux. Cette fois, promis, juré, craché, il se lance : « Puis-je vous inviter à prendre un verre après votre travail ? » Tout ça, bien sûr, sans éveiller les soupçons de ses collègues de travail qui ne manqueraient pas de ricaner en douce et en espérant qu'elle n'ait pas déjà un petit copain ! Son prénom, il l'a su un jour tout à fait incidemment quand sa patronne l'a appelée devant lui : « Stéphanie, vous pouvez venir conseiller monsieur ? »
Depuis, il a épuisé toutes ses stratégies d'approche et acheté tout le rayonnage des livres sur les oiseaux. Il ne va quand même pas se lancer dans celui sur les champignons ! Impossible qu'elle ne se doute pas de quelque chose. Les rares fois où il lui a adressé la parole, lui, l'étudiant en droit, a bafouillé quelques mots, rouge de confusion.
Il la trouve gracieuse, pleine de douceur dans sa démarche. Depuis trois mois qu'il a eu le coup de foudre, il pense à elle jour et nuit. À la fac, ce n'est pas faute d'avoir des prétendantes, mais peu importe. Il a flashé sur Stéphanie le jour où il a commandé un livre sur le Code du travail. Elle le fascine

avec ses grands yeux bleu délavé, ses gestes déliés, sa voix douce et assurée et son petit regard mutin. Elle a du caractère, assurément, mais surtout beaucoup de charme.
Le temps passe. Son cœur va exploser. Il la cherche du regard. Oh, que se passe-t-il ? Elle vient droit vers lui. Son cœur bat encore plus fort. À tous les coups, elle va lui dire que son petit jeu l'indispose. Stéphanie lui tend un livre avec un grand sourire : « J'ai pensé à vous en lisant ce roman. Un policier dans un contexte de migration des cigognes… Mais vous n'êtes pas obligé. » Ça bourdonne dans sa tête. Il saisit le livre, troublé, ému, et lui dit mille mercis. Il bafouille une fois de plus, elle reste plantée devant lui quelques secondes puis, tranquillement, s'en va. Bien sûr qu'il achète le livre, et achèterait toute la librairie et sa délicieuse vendeuse avec s'il en avait les moyens. Il passe à la caisse et bredouille un misérable : « Au revoir et merci ! » Il se tourne vers elle et lui adresse un grand sourire. « Tenez-moi au courant. J'aime avoir des retours sur nos livres coup de cœur ! », lui lance-t-elle.
Cédric se retrouve dans la rue. Sa tête bourdonne. Il est aux anges et il s'en veut : « Quel con ! Mais ce n'est pas vrai ! C'était l'occasion rêvée et tu l'as loupée. T'es nul mon pauvre vieux ! » Puis il se rassure : elle aussi a pensé à lui. La prochaine fois, il osera. Sa stratégie marchera, il le sait : « Je vous fais un résumé, mais à une condition, que ça se fasse autour d'un café ! »

L'ŒIL DU SPÉCIALISTE

La période de séduction est une période palpitante. Tout est possible, mais pas encore accessible, et cela ne le sera peut-être jamais. Un

mélange d'incertitude, d'espoir, de petites victoires et de frustrations accapare toutes les pensées. La stratégie de Cédric est laborieuse et coûteuse, digne du timide qu'il est. Cela laisse le temps à Stéphanie de montrer ou non son indifférence.

Cédric est champion de l'autosuggestion négative et se fait des films noirs : « Elle va me jeter… Ses collègues vont se moquer… Sa patronne va m'accuser de la harceler… Est-elle en couple ? »

Dans la réalité, tous les voyants sont au vert : elle lui prodigue à chaque fois des conseils, est affable, disponible, elle vient spontanément vers lui, elle a même pensé à lui et mis un livre de côté pour lui. Elle est même allée jusqu'à lui fournir sa première vraie occasion de créer un lien : « Vous me direz ce que vous en avez pensé. »

Finalement, n'est pas chasseur celui qui croyait chasser.

Quelques chiffres

- En France, il y a 7 millions de femmes célibataires dont 8,7 % de divorcées pour 6,7 % d'hommes et 10 % de veuves pour 2,4 % d'hommes.
- Dans les critères les plus cités, le partenaire idéal doit être fidèle (58,3 %), sincère (49,9 %), avoir de l'humour (36,2 %)… Tout cela compte bien plus que l'apparence physique (19,7 %).

Tout cela pose la question de savoir si nous sommes aussi libres que nous le croyons dans nos choix amoureux et/ou sexuels.

Un principe : qu'est-ce que séduire ?

Séduire, c'est se rendre « rêvable » aux yeux de l'autre afin de lui donner le goût de venir à vous. La séduction est une compétence relationnelle qui permet de concrétiser une attirance. Une première rencontre, ce n'est pas rien. C'est peut-être la promesse d'une vie à deux.

Allez savoir pourquoi vous êtes attiré par cette personne plutôt que par une autre. Vous ne le saurez qu'en vous penchant sur le « comment je tombe amoureux » ou « comment je suis attiré ? ». Sachez également que la lucidité, la raison et l'objectivité sont les qualités les moins bien partagées en matière de choix amoureux et qu'il faut accepter qu'une part de mystère demeure.

Critères d'attirance

Avant de chercher à séduire, il faut être attiré. **Il semblerait que nous soyons plus attirés par quelqu'un qui nous ressemble** : taille, affinités sportives, intellectuelles, culinaires, traits de caractère, mode de fonctionnement affectif, vision de l'amour et du sexe, et surtout valeurs. Cela n'empêche pas de se distinguer par quelques spécificités originales et bienvenues qui éviteront de se lasser trop vite et qui permettront surtout de s'enrichir. Cette différence crée justement du désir… même si un excès de divergences peut générer du stress avec, au final, des moments de solitude, du détachement, de l'indifférence et, bien plus tard, une source de conflits. Précisons que les relations de voisinage ou de proximité (sport, travail, groupe d'amis), propices à la rencontre, même si elles perdent du terrain, restent rassurantes en ce sens qu'on est attiré par quelqu'un qu'on connaît mieux et qu'on voit régulièrement.

Entre deux personnes, l'accroche peut être subtile, d'ordre intellectuel, spirituel, culturel, autour de valeurs ou à l'occasion d'une consolation-réparation mutuelle d'une expérience amoureuse qui vient de se terminer. Reste que dans la majorité des cas, tout commence par une attirance physique : les plus romantiques sont happés par le regard, les lèvres, une allure, ce que dégage la personne ; les plus portés sur le sexe, les hommes en particulier, par la poitrine, les fesses, les jambes. Il n'y a rien de malsain à cela.

La femme n'est pas en reste. Elle fonctionne d'ailleurs à peu près à l'identique, à quelques nuances près : plus discrète, elle appréciera les yeux, le visage, les lèvres, les mains, le thorax, la pilosité, les cuisses, les fesses et se fera une idée du sexe à travers le pantalon.

Pour la petite histoire, il a été démontré que, comparé à un col roulé et à des vêtements amples cachant courbes et creux du corps, une tenue sexy avec décolleté, minijupe, corsage plongeant, maquillage des yeux et fond de teint (plus que le rouge à lèvres) fait qu'une femme sera beaucoup plus vite abordée. Les tarifées du sexe connaissent parfaitement ces règles pour attirer un homme.

Contrairement au chasseur qui se cache pour attraper son gibier, l'homme et la femme se séduisent en se montrant, mais en ne se rendant pas immédiatement et facilement accessibles. Un jeu de séduction s'avère indispensable, mais comment faire une parade habile, discrète et efficace ?

En matière d'attirance – ce n'est pas juste, mais ce sont les faits – le physique attire d'autant plus qu'on est beau. Il a même été prouvé qu'on prête d'emblée aux beaux des qualités qu'ils n'ont pas forcément : intelligent, extraverti, heureux de vivre, aimé, sociable. Mais ne vous y trompez pas, si les critères physiques comptent, le statut social et professionnel compte aussi.

L'âge venant, le physique cède progressivement du terrain. L'attirance se fait sur d'autres critères : le sourire, la joie de vivre, l'authenticité, la sincérité, l'humour, la communication et, toujours en haut du hit-parade, la fidélité.

Une séduction tributaire de notre cerveau

Tout le monde s'accorde à dire qu'il y a 3 étapes dans le rapprochement entre deux êtres : désir, attirance et attachement.

• **La 1re phase correspond au désir.**

Cette phase mobilise les hormones sexuelles qui créent l'excitation sexuelle *via* l'hypothalamus et l'amygdale. Elles contribuent indirectement à vous faire croire que vous êtes sincèrement, profondément et éperdument amoureux par le biais de l'insula et du cortex cingulaire antérieur de votre cerveau qui participent au désir et au sentiment de bonheur.

• **La 2e phase est celle de l'attirance.**

Là, vous êtes sous emprise émotionnelle par l'action de la dopamine. Vous êtes obnubilé par la personne qui vous plaît. Votre cerveau mène la danse. Oubliez l'objectivité, car votre cerveau, par diminution de l'activation de ses régions frontales – qui poussent d'ordinaire à la prudence et à la circonspection – gomme tous ses défauts.

• **La 3e étape est la phase dite d'attachement.**

Elle est sous contrôle de l'ocytocine et de la vasopressine. La relation amoureuse a pris forme. Un lien durable se profile. Ce lien nécessaire pour élever et protéger des enfants sur une durée allant de quelques années à quelques décennies reste valable encore aujourd'hui. Il est renforcé par des serments laïques et religieux, une promesse d'amour et de fidélité à vie.

N.B. : On a peut-être identifié des régions dans le cerveau qui, lorsqu'elles s'activent, prouvent qu'il y a satisfaction relationnelle. Elles permettraient donc de prédire si un couple sera viable dans la durée…

Stratégie de séduction

Séduire est un art qui ne s'improvise pas. C'est un art qui s'apprend et se développe, certains ayant plus de talent que d'autres. 90 % des hommes croient commencer le jeu de séduction, mais, en fait, la femme a déjà envoyé discrètement des signaux non-verbaux. Les hommes ne font que répondre ! Exit les phéromones des mâles en rut, le rapt et les joutes verbales. La femme n'est plus un produit de tractation devant prouver sa virginité pour que son époux soit certain que son ventre abritera bien sa stricte et pure descendance.

La séduction se déroulerait dans un ordre relativement précis.

• **Le prologue**

Monsieur, d'un regard circulaire, repère les femmes qui pourraient lui plaire, quand madame évalue pareillement, mais plus discrètement. Jeter son dévolu sur une personne est une chose, mettre au point une stratégie d'approche en un temps record sans se la faire piquer en est une autre, qui consiste à franchir la distance qui vous en sépare.

• **Acte I : on attire l'attention.**

Les femmes se redressent, rient, jettent des regards en coin, quand les hommes, avec moins de finesse et plus de force, cherchent à faire bonne impression. À distance, le corps, selon qu'il est ouvert, fermé, en mouvement, figé, raide… offre des tas d'indices pour vous indiquer que vous pouvez continuer ou vous faire comprendre que c'est loin d'être gagné.

• **Acte II : la distance se réduit.**

Vous pouvez soutenir chacun vos regards plusieurs secondes (la dilatation pupillaire prouvant que l'emprise de l'un opère sur l'autre de façon subliminale). La situation s'annonce encore mieux si un clin d'œil et un sourire se profilent. Ce sont autant d'invitations à poursuivre la parade de séduction.

• **Acte III : les premiers mots sont échangés.**

Cela peut correspondre à l'amorce d'une discussion pour les plus expérimentés. Ceux qui ont du bagout sont avantagés. Peu importe le thème, l'important est de créer de l'émotion et de faire rire et rêver.

• **Acte IV : les premiers gestes ont lieu.**

Preuve que l'affinité se renforce, sa main se pose furtivement et légèrement sur votre bras, le temps d'appuyer un propos ou d'approuver ce que vous venez de dire. C'est encore mieux, si elle (il) accepte la réciproque. Plus tard, au restaurant, si elle vous autorise à goûter son plat ou son vin, et réciproquement, par fourchettes et verres interposés, c'est gagné.

• **Acte V : et plus si affinités.**

Attablés, les corps sont spontanément placés en symétrie, les yeux dans les yeux ; les corps et les têtes sont penchés l'un vers l'autre, le sourire et la voix se fondent un ton plus bas, excluant le monde environnant… Tout devient possible. On se quitte en se donnant rendez-vous, on s'embrasse peut-être, on s'enlace avec plus ou moins d'intensité et si cela se rapproche au niveau d'une étreinte, pourquoi ne pas terminer la nuit ensemble…

Résumé

Tout le monde a connu et connaîtra des périodes où on vit seul entre deux rencontres. La question de la première rencontre est importante dans une société en apparence très ouverte, mais où chacun vit sur son quant-à-soi. La séduction demeure une question d'opportunité et de timing. Une rencontre sur deux se fait par Internet, et même plus pour les couples homosexuels.

Ne pas gâcher ses chances

Les femmes ont toujours cultivé une forme d'attirance et de jeu de séduction très sélectifs avec pour optique la reproduction. C'est moins le cas des hommes qui ne deviennent vraiment sélectifs que lorsqu'ils décident de s'engager pour la vie.

Comment augmenter ses chances de séduire ?

Prenons l'exemple d'un homme qui souhaite sortir avec une femme (exemple parfaitement valable dans le cas d'une femme qui voudrait faire craquer un homme, à quelques subtilités près, et dans le cadre d'un couple homo).

1er conseil : apprenez ses habitudes

Débrouillez-vous pour la rencontrer sans l'importuner. Choisissez le meilleur moment pour qu'elle vous accorde son attention. Sa disponibilité dépendra de si elle est déjà amoureuse ou non, de son emploi du temps professionnel...Découvrez le sport qu'elle pratique, ses copines, etc.

2e conseil : créez de l'émotion

Faites-vous désirer

Cultivez une part d'incertitude et de mystère. Plus l'attente monte, plus le désir se prolonge et plus vous sécréterez de la dopamine, l'hormone du plaisir.

Ayez de l'humour

Ne dit-on pas que « femme qui rit à moitié dans son lit ». À vous de trouver ce qui la fait rire.

Surprenez-la

C'est sûr qu'une sortie moto ou une chouette randonnée facile en montagne l'épatera plus qu'un McDo ou un saut à l'élastique ! En fait, tout ce qui peut effrayer est déconseillé.

Intéressez-vous vraiment à elle

Son histoire personnelle, son quotidien, les êtres qui comptent pour elle, ses passions, autant d'éléments pour qu'elle voie votre capacité d'empathie, d'écoute et de dialogue. Votre parcours en art martial ne l'intéressera pas forcément, limite, il lui fera peur.

3e conseil : transformez vos limites en atouts

Imaginez que vous soyez sujet aux attaques de panique comme Cédric. Eh bien, osez quand même ! Qu'est-ce que vous risquez ? Un refus, et alors ! Arrêtez le petit vélo dans la tête qui apporte dix pensées négatives à la minute. Avant de l'aborder, redressez-vous, expirez lentement et profondément et refoulez les pensées négatives qui surgissent... Et, de grâce, ne jouez pas petit : ni alcool ni shit pour vous aider. Si votre physique vous complexe, relisez la tirade de *Cyrano de Bergerac* : ou comment faire un atout d'un handicap (le nez dans ce cas) ! Anticipez sa surprise en la faisant rire par un bon mot que vous aurez préparé, dites-le avec autodérision, humour et recul.

4e conseil : acceptez sans dramatiser une fin de non-recevoir

« Qui ne tente rien n'ayant rien », vous ne pouvez pas tout le temps gagner. Un refus n'est pas forcément un rejet de votre personne, mais le fruit d'une préoccupation, d'une non-envie d'être importunée, d'une passe difficile, etc. Tout le monde, même les plus grands séducteurs, se prennent des râteaux ! Apprenez à reconnaître les indices : bâillements, sourires forcés, bras croisés, tronc rigide et corps positionné en asymétrie du vôtre, regard fuyant... Fuyez !

Dans ce cas, la femme ne fait que faire valoir son droit de ne pas être intéressée, comme vous dans d'autres circonstances. Du moment qu'elle le fait avec délicatesse et que vous n'insistez pas lourdement, pas de souci. Vraisemblablement elle n'a aucune critique majeure à formuler, c'est juste que vous n'êtes pas son type. Dommage et tant pis pour elle. Elle ne sait pas ce qu'elle perd. Sans compter qu'il existe tellement d'autres belles personnes sur terre ! Pas de quoi se lamenter.

5e conseil : soyez persévérant

Il faut savoir saisir sa chance au bon moment. Un refus ne signifie pas toujours un non catégorique. C'est juste qu'il vous faudra plus de temps et que vous devrez revoir votre stratégie. N'attendez pas éternellement non plus. Entre l'oie blanche qui ne voit, n'entend et ne comprend rien à votre désir et qui hurle au loup dès que vous l'effleurez et celle qui est tellement bouillante que vous n'avez pas le temps de vous asseoir qu'elle vous a déjà à moitié déshabillé, dites-vous que rien n'est gravé dans le marbre en matière de séduction et que tout le monde, sans exception, a sa chance.

Pour les célibataires endurcis

1er conseil : arrêtez de vous mentir

Être célibataire n'est le plus souvent pas un choix. Jadis montré du doigt, ce phénomène sociétal prend aujourd'hui énormément d'ampleur. Et disons-le haut et fort, il y a autant de profils que de célibataires. Bien des raisons l'expliquent (le fameux « Pourquoi ? ») : timidité, complexes, blessure amoureuse avec la peur d'être de nouveau déçu, égoïsme et envie de vivre sa liberté, études de plus en plus longues, facilité des rencontres qui n'incitent pas à se fixer, désir d'enfant contrebalancé par le spectacle des amis qui en ont… Autant de rationalisations qui peuvent expliquer qu'on soit célibataire. Pourtant, aujourd'hui, les célibataires sont légion, presque la moitié de la planète ! Le danger, c'est qu'à force de le rester, le célibataire s'expose au risque de glisser dans la torpeur d'une solitude aux multiples petits bénéfices secondaires assumés, mais aussi à ses périodes de blues ! Certes les soirées entre potes sont émaillées de conquêtes erratiques et d'activités variées qui trompent l'entourage mais pas le célibataire. La solitude est bien là, malgré l'apparence d'une vie bien remplie et libre.

2e conseil : être célibataire, c'est être exposé

La solitude et l'ennui conduisent à remplir le vide et à combler les silences et un lit vide par des substituts souvent de moyenne qualité : sortir dans un bar, bouffer, picoler, aller à des fêtes, jouer sur écran géant à ne plus avoir envie de sortir, s'enfermer tout le week-end, quitte à se culpabiliser le lundi. Cette solitude heureuse rend malheureux. Ce qui ne devait durer qu'un temps s'éternise. Sans parler de l'urgence biologique de maternité qui guette la femme, souvent prête à accepter un compromis pour avoir un enfant. Ajoutez un entourage qui harcèle et pousse à faire comme eux : « Marie-toi ! Trouve-toi quelqu'un de bien ! » Injonction d'autant plus inefficace que l'entourage ne montre pas forcément de modèles de couples que vous auriez envie de suivre.

Passé la quarantaine, on glisse tout doucement dans une certaine résignation. Une sorte d'équilibre s'installe dans une succession de vies amoureuses... Décidément, célibataire, c'est très tendance et présente bien des avantages mais pas uniquement ! Alors, oui, c'est vrai, ça fait égoïste, individualiste. Et alors ? Le couple est-il mieux placé pour faire la morale ?

3e conseil : tous célibataires un jour

Tout le monde vivra des périodes de solitude amoureuse, sexuelle et affective un jour ou l'autre (veuvage, divorce, séparation, période d'entre-deux amoureux). Avec une peur : finir seul(e). Et si vous profitiez de ces périodes de solitude pour vous reconnecter avec vous-même, mieux vous comprendre, plus vous aimer, vous donner le droit d'avoir une bonne image de vous et vous accepter tel que vous êtes ?

4e conseil : utilisez les sites de rencontres

Michael Rosenfeld souligne qu'une majorité (relative) des nouveaux couples hétérosexuels font connaissance en ligne aux États-Unis. Ce phénomène est moins net en France. Exit les soirées organisées par le couple d'amis pour placer la bonne copine célibataire de madame avec le meilleur copain divorcé de monsieur ; sympathiques tout au plus les sorties de célibataires en groupe organisées *via* Internet. Aujourd'hui, ce sont les sites de rencontres qui arrivent en tête pour trouver l'âme sœur. Il s'avère que les couples formés ainsi sont aussi solides que ceux qui le sont par l'intermédiaire d'amis ou lors de traditionnelles rencontres de voisinage, travail, études, sorties, loisirs. N.B. : les sites de rencontres favoriseraient la formation de couples d'origines ethniques, de niveaux d'éducation ou de religions différents, et donc l'exogamie.

Résumé

L'offre et la demande semblent aujourd'hui infinies, sur les réseaux sociaux en particulier, mais en apparence seulement. Elle est de plus en plus sélective et les femmes de plus en plus autonomes et indépendantes. C'est une très bonne nouvelle. Cela devrait tirer vers le haut les critères d'exigence.

À vous de jouer !

Amusez-vous à trouver le fil rouge de vos attirances, de votre façon de séduire dans le passé et jusqu'à aujourd'hui.

DRAGUE
OU
HARCÈLEMENT ?

Comment distinguer drague, harcèlement, agression sexuelle et quelle attitude adopter dans chaque situation ?

Étude de cas

Emmanuel a longtemps tourné autour de Valentine, jusqu'au jour où il s'est lancé. Emmanuel n'est pas beau, mais il a du charme et sait parler aux femmes. Tout juste divorcée, Valentine lui a répondu qu'elle n'en était pas là, que c'était prématuré. Il ne l'a plus jamais sollicitée. Ils sont restés de bons collègues, c'est tout. Elle l'a blessé, elle en est sûre. Reste que le logement HLM qu'elle a obtenu, c'est grâce à lui, discrètement.
Un an est passé. Récemment, au cours d'un repas organisé par sa boîte, Emmanuel l'a invitée à danser. Elle s'est sentie bien dans ses bras, tellement bien qu'elle a passé un bras autour de son cou. Ça a dû lui redonner de l'espoir, car Emmanuel l'a discrètement embrassée dans le cou. Elle a aimé. Ça l'a même émoustillée. Valentine en sentait encore l'empreinte quand elle est rentrée chez elle. Il a réussi à la troubler. Le problème, c'est qu'elle n'a plus confiance en elle depuis son divorce… : « Ne surtout plus jamais redonner sa confiance à un homme. Tous les mêmes ! »

C'est comme son patron, un vrai pervers celui-là. Elle plaint sa pauvre femme. Le style gros connard qui vous fait faire des heures sup pour mieux vous coincer dans son bureau et qui n'arrête pas de vous mater les fesses et les nichons et de vous balancer des compliments salaces. À croire qu'il l'a embauchée pour son cul et ses seins. Le genre fort en bedaine, à la voix forte et autoritaire, qui s'écoute parler et aime écraser, humilier. Elle ne sait plus quoi faire et quoi dire pour repousser ses avances de plus en plus insistantes et ciblées. Elle en fait des cauchemars. Une bonne paire de gifles pour le remettre à sa place ? Elle ne peut pas se le permettre avec sa situation de femme seule avec un enfant à charge. En plus, il lui fait peur. Il est bien plus fort qu'elle, impulsif et colérique. Ce travail, elle en a vraiment besoin et il lui plaît. Plus d'un an à trouver un emploi depuis son divorce qui est difficile et toujours en cours. Son ex ne verse aucune pension alimentaire et son dossier doit traîner depuis des mois sur le bureau du juge. Elle vit d'autant plus mal le harcèlement sexuel de son patron que son ex-mari la prenait déjà comme une poupée gonflable, la réveillant en pleine nuit quand il rentrait de virées nocturnes. Elle ignorait que c'était du viol conjugal.

Sa collègue de bureau, elle aussi, a subi le même sort avec leur patron, sauf que maintenant, il lui fiche une paix royale… Depuis en fait qu'elle lui a glissé qu'elle avait attrapé un herpès génital (sur une idée d'une copine), que c'était contagieux et douloureux et que ça vous transformait la bite en chou-fleur. D'ailleurs, c'est depuis ce temps qu'il a jeté son dévolu sur Valentine.

L'ŒIL DU SPÉCIALISTE

Valentine est une femme seule, blessée par la vie. Emmanuel la courtise, mais pas de chance pour lui, Valentine n'a pas le cœur à ça. Elle pense avoir définitivement fermé son cœur. Entre son patron qui la harcèle et son ex qui abusait d'elle, elle a une opinion tranchée sur les hommes : « Tous des salauds ! Ils n'en veulent qu'à notre cul ! » Pourtant, Emmanuel prend son temps et agit par petites touches. Sa patience, son baiser qu'elle a accueilli, son aide précieuse... Il la respecte et il ne faudrait pas grand-chose pour que Valentine craque. Après tout, elle mérite d'être correctement aimée.

Quelques chiffres

- En Inde, une femme est violée toutes les 15 minutes.
- En France, en 2016, 52 400 femmes et 2 700 hommes ont été violés et l'ont déclaré ; 553 000 agressions sexuelles ont eu lieu sur les femmes... dont les 3/4 par un membre de la famille.
- 1 fille sur 6 (soit 17 %) est confrontée chaque année à des cyberviolences à caractère sexuel en lien avec des photos, des vidéos ou des textos (contre 1 garçon sur 10 ; soit 11 %).

Tout cela pose la question d'apprendre à repérer un harceleur et de savoir quelle attitude adopter dans un tel cas.

Un principe : différences entre drague, harcèlement, agression sexuelle et viol

Être doué dans l'art de la séduction ne donne pas tous les droits. Chacun doit connaître les limites de ce qu'il a le droit de faire et de dire et savoir quand il peut insister ou non. Une fois de plus, en matière de sexe, la mauvaise foi côtoie l'ignorance. **Il existe des lois pour protéger les plus faibles et les plus jeunes.** Rappelons qu'il est interdit d'avoir des relations sexuelles, consenties ou non, avec un ou une mineure de moins de 15 ans.

Conséquences des différences naturelles entre les sexes

Les féministes revendiquent que les femmes et les hommes aient les mêmes droits et les mêmes devoirs en tant que citoyens et que les femmes puissent jouir de la même liberté que les hommes, à savoir décider quoi faire de leur vie. C'est un combat légitime, juste et courageux. Mais avec des nuances. Comme le rappelle Marta Iglesias, il faut être bien ignorant des découvertes de la biologie évolutionnaire et être doté d'un important degré de cécité scientifique et historique pour croire que l'égalité comportementale entre les sexes est naturelle et que seule l'influence de la culture et de l'endoctrinement patriarcal est en cause dans les comportements sexistes. C'est au contraire la meilleure façon de justifier les inégalités systémiques et la violence sexiste. Nous sommes d'abord et avant tout le produit d'une histoire évolutive commune où les stratégies reproductives mâles et femelles ont joué un rôle prédominant sur nos comportements jusqu'à ce jour, de par nos différences physiologiques et anatomiques. Prendre en compte ces différences, les comprendre chez l'autre, c'est respecter chacun dans sa spécificité et trouver des solutions adaptées plutôt que de vouloir imposer des normes qui ne font que creuser nos différences et rendre la société, dans laquelle nous cohabitons, toujours plus hostile parce que fondée sur des relations humaines toujours plus artificielles.

Comportements sexuels

Nous distinguerons 3 types de comportements sexuels dont il importe d'apprécier les nuances :

Draguer

C'est flirter, exprimer gentiment son désir de faire plus ample connaissance, émettre le souhait de se revoir, sans insister en cas de refus... On se donne toutefois la possibilité de revenir à la charge, avec le même risque de refus ou pas, répondant ainsi aux lois de l'attirance et du désir sexuel et/ou amoureux. C'est une façon de faire la cour, de chercher à attirer l'attention et les bonnes grâces sans être désagréable.

Harceler sexuellement

À partir du moment où a été prononcée la petite phrase « puisque je vous dis que c'est non ! Inutile d'insister ! » et/ou quand les gestes de refus sont sans équivoque, tout ce que vous ferez après sera du harcèlement. Harceler, c'est se manifester en insistant lourdement de mille façons : en commentant ouvertement un aspect physique (formes, volumes, parfum…), en sifflant, etc. Si votre propos a une connotation sexuelle ou sentimentale qui n'est pas souhaitée, si la personne vous demande d'arrêter et que vous ne tenez pas compte de son refus, vous harcelez. Peu importe que la personne l'ait dit avec force et autorité ou timidement à voix basse et mal articulée ou sous forme d'un demi-reproche ou avec un sourire gêné. Insister sans son accord, c'est harceler, que ce soit en la couvrant de SMS déplacés ou sexistes ou en faisant des blagues de mauvais goût, et cela est encore plus grave si vous abusez de votre statut (âge, profession, autorité…) pour la faire céder. Même le libertinage s'appuie sur la notion de consentement : « Non », c'est « non ». Même une prostituée fixe les règles de ce qui est autorisé ou pas. Harceler, c'est ne pas respecter l'autre.

Abuser ou agresser sexuellement

Embrasser contre son gré ou par surprise, coincer pour tripoter, peloter, pincer les fesses et les seins sans autorisation de sa part est une agression. Un contact physique entre l'auteur et la victime caractérise une agression sexuelle. Reste pour la victime la difficulté d'apporter la preuve de cette contrainte, de définir son degré de violence ou de montrer que cette violence a été imposée et pratiquée sous menace. Quant au **viol, c'est une agression assimilée à un crime car la pénétration est non-consentie, quelle que soit sa nature, vaginale ou anale.**

Un phénomène inquiétant se développe actuellement : la montée en puissance du cyberharcèlement à caractère sexiste et sexuel. On parle de sexting non-consenti. C'est le cas du *revenge porn* (vengeance pornographique), où « l'agresseur » diffuse une sextape, soit des images à caractère sexuel, sans le consentement de la personne présente sur les images.

Une autre forme d'agression sexuelle est l'accès à des images pornographiques par des enfants. Imaginez le trouble et la confusion quand une petite fille de 6 ans joue avec la tablette de ses parents et que, tout à coup, des images à caractère hautement pornographique s'affichent au point qu'elle n'ose pas leur en parler, garde cela pour elle et se confie en larmes à son « grand frère » de 10 ans ! Décidément, il y a quelque chose qui cloche dans le monde des adultes.

Résumé

Peu importe la nature et le déroulement d'un jeu de séduction. Vous devez respecter le contrat fixé par l'autre, souvent la femme en l'occurrence. C'est mieux ainsi et c'est à ce prix seulement qu'un amour mérite de naître et de durer. Pour la très grande majorité, les hommes ne sont absolument pas des prédateurs. Aux femmes de rester vigilantes et solidaires parce que conscientes de ce qu'elles représentent dans l'inconscient collectif des hommes. #MeToo s'est chargé de le rappeler.

Discerner transparence et opacité des comportements

Dans une démarche de séduction se pose la question de la transparence ou de l'opacité des intentions sexuelles et sentimentales des deux protagonistes : « Jusqu'où est-elle ou est-il prêt à jouer ? » :

1er conseil : notez le portail gouvernemental dédié aux violences sexuelles et sexistes

www.signalement-violences-sexuelles-sexistes.gouv.fr est un site ouvert 24 h/24, 7 j/7, qui permet de dialoguer avec un policier ou un gendarme sans avoir à se déplacer ni décliner son identité...

2e conseil : ne prenez pas vos désirs pour des réalités quand vous êtes attiré

L'autre ne partage pas automatiquement votre envie de draguer et de coucher. Avant, faites la liste en toute objectivité de ce qui prouve qu'elle est consentante, le mieux étant de le lui demander. Et même là, la personne peut changer d'avis entre-temps. Vous ne pouvez pas fantasmer à sa place. Dites plutôt : « J'ai envie d'elle (ou de lui), j'y pense jour et nuit, mais tant qu'elle ne m'aura pas prouvé qu'elle est consentante, je me fixe des limites. » Sinon, vous ne parlez que de votre désir avec un risque grave de confusion et d'erreur.

3e conseil : ne renoncez pas pour autant à séduire

Il est normal que les femmes soient de plus en plus sur leurs gardes, sur la défensive, mais elles courent le risque que plus aucun homme n'ose les regarder ou les séduire. Ne tombez pas dans cet excès inverse. Remettez un cadre et réapprenez des règles simples de respect et rappelez-vous que vos droits s'arrêtent là où commencent ceux des autres. À la minute où vous faites peur à une femme, vous lui volez sa liberté de vous dire « non ». Ressaisissez-vous et insistez avec intelligence. Draguer fait partie du jeu de séduction, et savoir renoncer aussi.

4e conseil : identifiez votre style de séduction

Si vous êtes timide, pas affirmée, avec une faible estime de vous et la peur constante d'être rejetée, en recherche d'affection et de reconnaissance, etc., vous avez vraisemblablement le profil de la victime de harcèlement. Difficile pour vous de dire « non » et de repousser une personne qui insiste. Faites un travail sur vous avec un psychothérapeute qui vous aidera à identifier vos schémas cognitifs dysfonctionnels (estime de soi, abnégation, soumission, exclusion, abus, etc).

5e conseil : ayez le comportement le moins ambigu possible

Votre attitude corporelle, mesdames, est votre meilleure ambassadrice. Toute réaction floue crée un risque d'incompréhension de part et d'autre, surtout en face d'une personne de mauvaise foi, sans scrupule et mal intentionnée. D'où l'importance d'être « transparent » dans ses intentions.

6e conseil : faites-vous aider si vous avez été victime d'un traumatisme sexuel, suivi de culpabilité et de honte

Les victimes de harcèlement et d'abus sexuels, par la faute des harceleurs, traînent une honte, une colère, un sentiment d'impuissance, une salissure qu'elles retournent souvent contre elles-mêmes. Une psychothérapie est indispensable et l'EMDR (*Eye Movement Desen-*

sitization and Reprocessing ou désensibilisation et reprogrammation par le mouvement oculaire) semble apporter des clés assez rapidement en cas de traumatisme (trouble de stress post-traumatique : TSPT), pour reléguer un incident dramatique au rang d'événement de vie majeur et reprendre une vie sexuelle normale sans séquelles.

Résumé

Si vous pouviez ne retenir que ça, ce devrait être : l'amour ne se gagne pas au prix d'un abus. À la seconde, vous l'avez perdu.

Par ailleurs, comme le dit Brigitte Lahaie dans *Le Bûcher des sexes* : « Non, les hommes ne sont pas tous des porcs, et non les femmes ne sont pas toutes des pures. » Une réflexion alternative courageuse. Notre relation hommes-femmes ne doit pas se transformer en guerre de tranchées sur fond d'intolérance.

À vous de jouer !

Remplacez les pointillés par l'un des mots ou couples de mots suivants : harcèlement sexuel, agression sexuelle, draguer, au viol.

« Monsieur, je suis votre secrétaire et je vous demande de me laisser tranquille. Que vous soyez mon patron ne vous donne aucun droit sur ma personne. Vous faites encore un commentaire sur mes fesses, ma poitrine, ma façon de m'habiller et je porte plainte. Je vous demande d'arrêter. Que vous essayiez de me …, soit, mais sachez que vous ne m'intéressez pas. Mais votre insistance c'est du … … Le fait d'avoir osé poser la main sur mes fesses est une … … N'imaginez même pas glisser votre main sous ma jupe parce que là, je crie « … … ! », je vous arrache les yeux et je porte plainte. Est-ce clair ? Maintenant laissez-moi reprendre mon travail. »

LE SENTIMENT AMOUREUX

Comment connaître la nature du sentiment amoureux qui nous anime ?

Étude de cas

Francis n'a jamais prêté attention à Isabelle, sa collègue de travail. Quatre ans déjà qu'ils font équipe. Isabelle est une femme brillante qu'il estime et respecte. Tous les deux sont commerciaux en informatique.
Francis, célibataire, navigue de rencontres en rencontres *via* des sites depuis cinq ans. Il est toujours à la recherche de la femme de sa vie. Il ne s'est jamais autorisé à draguer Isabelle, et cela ne lui est d'ailleurs jamais venu à l'esprit. Une fois, au cours d'un déplacement professionnel, il l'a vue en maillot de bain à la piscine de leur hôtel. Il a juste noté qu'elle avait tout ce qu'il fallait là où il fallait. Pas une seconde, il ne lui serait venu à l'idée de coucher avec elle.
Pas de chance, aujourd'hui, leur vol de retour sur Paris est annulé pour cause de brouillard. Les voici bloqués sur Nantes. Une heure qu'ils cherchent une chambre d'hôtel : ils sont tous surbookés. Un seul hôtel leur propose une chambre toute proche de l'aéroport. Il est 22 heures. Le prochain vol est à 6 h 30. Trop éreintés après une rude journée, ils acquiescent sans réfléchir : « On la prend ! »

La chambre, entièrement occupée par un grand lit, est minuscule. Ça fera l'affaire. Isabelle s'enferme aussitôt dans la salle de bains pour se doucher. Elle en ressort et se glisse dans le lit en petite tenue avant de se plonger dans la lecture d'un dossier. Francis file prendre une douche. Il comprend d'un coup qu'il va dormir avec sa collègue. Comme la vie vous joue des tours! À son tour de se glisser en slip dans le lit, lui qui dort toujours à poil. Ils n'ont échangé ni un mot ni un regard.

Impossible pour lui de se concentrer sur la télé. La fatigue, la situation, il ne sait pas trop. Il éteint, lui dit « bonne nuit » et lui tourne le dos. Isabelle pose son document par terre, éteint et reste sur le dos. Sans réfléchir, il se tourne vers elle et pose maladroitement sa main sur son ventre, à même la peau. Sa nuisette est remontée jusqu'au nombril. « Ça passe ou ça casse », se dit-il. Le contact est doux et chaud. Isabelle murmure, coquine: « C'est pas bien! » Elle se tourne face à lui et pose ses mains sur son thorax.

Francis caresse son ventre et se dirige rapidement vers son sexe pileux, très soyeux. Puis ses mains découvrent ses seins. Ils sont lourds, gros et pleins comme il les aime. Il l'entend murmurer: « Ah, les mecs et les seins! » Il se dit qu'elle ne doit pas les aimer. Alors que lui, il pourrait les aimer pour la vie. Il rampe sous les draps entre ses cuisses pour l'embrasser, la goûter, la sentir et lécher son sexe. Isabelle réagit fort mais elle attend qu'il la pénètre, ce qu'il fait facilement et sans hésiter. Isabelle s'agite de plus en plus fort avec appétit. Il est déstabilisé. Il ne s'attendait pas à se retrouver devant une femme si avide. Il a du mal à rester en elle tellement elle s'agite. Il a envie de lui dire: « Moins vite! » Elle jouit et il se soulage dans la foulée, légèrement frustré. À peine

le temps de s'allonger sur le dos qu'Isabelle se met à cheval sur son sexe toujours en érection. Elle lui offre tout : ses seins, ses fesses, son dos, ses cuisses pendant qu'elle ondule lentement, puissamment de son large bassin. Elle se donne sans la moindre gêne. C'est très agréable et tellement rare, comparé aux filles avec lesquelles il a l'habitude de coucher. Il est comblé. Elle jouit une seconde fois. Mais cette fois, son orgasme est profond, puissant et long.
Un ange passe. Elle lui murmure alors : « En fait, je sors avec quelqu'un ! Je crois bien que j'ai été amoureuse de toi. Et je m'étais toujours dit qu'un jour, je baiserais avec toi. C'est fait ! » Il ne sait pas quoi répondre.
Pendant le vol, ils n'auront pas un mot sur ce qui s'est passé. Bien des années après, chaque fois qu'il repensera à cette nuit, ce sera en bien ! Il en est quasiment certain, il aurait pu en tomber amoureux…

L'ŒIL DU SPÉCIALISTE

Francis et Isabelle n'ont jamais mélangé sexe, travail et sentiments. Francis n'a jamais regardé Isabelle comme il s'autorise à regarder les autres femmes. Il n'était pas amoureux, c'est tout. Discrète, Isabelle n'a jamais exprimé ses sentiments pour que Francis ne se doute pas qu'elle était attirée par lui. Cette nuit, elle a pris sa revanche.
Francis, butineur et maladroit, est en quête d'amour, mais il papillonne. À son grand étonnement, c'est après avoir fait l'amour qu'il découvre qu'il aurait pu tomber amoureux d'Isabelle. Trop tard… Elle a pris sa revanche en prenant son pied sur la bête.

Quelques chiffres

- 1 personne sur 2 estime avoir connu au moins 1 fois dans sa vie le coup de foudre.
- Une étude britannique relève qu'on tombe amoureux en moyenne 4 fois dans sa vie et que seuls 33 % des gens se casent avec leur premier amour.

Tout cela pose la question de savoir à quel moment on sait qu'on est amoureux.

Un principe : de l'attirance au sentiment amoureux

Qu'est-ce que l'amour en général ?

L'amour romantique est à la sexualité ce que l'amour altruiste est à l'Humanité, vital. Pour les Grecs anciens, il existait plusieurs formes d'amour :

- **Éros ou l'amour érotique**

Il représente le désir sexuel, la pulsion sexuelle et la passion amoureuse. Mal canalisé, il correspond à la décharge sexuelle et au plaisir sexuel pris au premier degré, qui conduit au passage à l'acte non maîtrisé, impulsif, voire compulsif, et aux déchirements de cœur. Il monte en puissance aussi vite qu'il s'éteint... à moins d'être entretenu par les formes d'amour qui suivent.

• Philia ou l'amour affectueux

On l'assimile à l'amour sans attirance physique, un peu comme dans l'amour platonique ou l'amitié. Cet amour consiste à partager les joies et les peines et à traverser la vie, sans juger, avec le sens de l'autre et du sacrifice. Les Grecs le plaçaient au-dessus d'Éros.

• Storge ou l'amour familial

Il représente l'amour familial, parental, filial, tout de respect, de soutien et d'entraide. C'est l'affection qui soude et constitue une force, un pilier dans la vie, même s'il peut parfois étouffer les autres formes d'amour. Il représenterait la partie la moins fragile et la moins aléatoire de l'amour.

• Ludus ou l'amour ludique

C'est l'amour badin, coquin, sans recherche d'attachement, égoïste, immature et narcissique ; un amour qui rend léger, fait de rires, tout de joie, d'enthousiasmes, de batifolages, de séduction ludique et agréable. Un amour des débuts, léger, et qui transforme le quotidien en douce euphorie ; à la fois proche, complémentaire et éloigné d'Éros. C'est grâce à sa légèreté joyeuse et enthousiasmante qu'on cultive une relation à long terme. Son pendant : le libertinage !

• Mania ou l'amour obsessionnel

L'amour Mania est un amour de soi tourné sur soi, rien que pour soi. Un amour obsessionnel pour se réparer, se rassurer, se faire du bien, se prouver qu'on mérite d'être aimé. Un peu Ludus, un peu Éros, il est fait de hauts et de bas. Cet amour est possessif, exclusif et repose sur la jalousie, l'étouffement. Il est en quête de validation permanente.

- **Agapé ou l'amour désintéressé et altruiste**

C'est l'amour absolu, débarrassé de tout besoin sexuel, amoureux, matériel et de recherche de sécurité affective. On touche là à la dimension spirituelle de l'amour. C'est la partie désintéressée et inconditionnelle de l'amour, celui qui donne et qui pardonne et n'attend rien en retour, avec, parfois, un sentiment de frustration. Cet amour nous dépasse, il ne juge pas. Il est de l'ordre de la compassion infinie, du don de soi, de la générosité et de l'altruisme… Plus désintéressé tu meurs.

- **Pragma ou l'amour éternel**

Il correspond à l'amour de la maturité. Un peu Storge, un peu Ludus, il combine affinités, pragmatisme, convergence d'idées, de projets et d'intérêts. Il s'est renforcé au fil du temps. Il inclut aussi l'amour Philia. Il est le fruit d'un long apprentissage sur fond d'admiration de l'autre. On a appris à se connaître. Il réclame un art consommé du compromis, des concessions, une adaptabilité, une séduction au quotidien pour relancer le désir et créer régulièrement de l'intimité. C'est l'amour de la durée, de l'harmonie, que seul le couple procure dans le temps, sur fond de sécurité matérielle et sociale.

- **Philautia ou l'amour de soi/amour-propre**

Pour aimer l'autre et les autres, il faut commencer par s'aimer soi-même, prendre soin de soi et cesser de se faire mal. Avoir confiance en soi, avoir une estime bienveillante pour soi, c'est accepter que les autres et l'autre en particulier aient de l'estime pour vous. L'amour Philautia permet d'accueillir des compliments, des gestes de tendresse et le désir de l'autre sans le rejeter.

Notre langage moderne parle de l'amour avec d'autres mots : besoin de faire l'amour, de se sentir aimé, passion, amitié, complicité, tolérance de l'autre, sacrifice pour l'autre, érotisme, séduction ludique, confiance en soi..., mais on retrouve aussi la jalousie, l'insécurité affective, le manque de confiance en soi, la passion destructrice, la légèreté, se perdre, etc.

Lesquelles de ces huit formes d'amour prédominent en vous et quelles sont celles qui vous entravent ? Nous pratiquons tous Éros et Ludus, mais comment éviter les pièges de l'amour Mania et surtout renforcer Pragma ?

Définition sexologique du sentiment amoureux

Le sentiment amoureux est un élan d'affection, un rêve positif vers l'autre, une charge émotionnelle à prédominance sentimentale, un état de fascination pour une personne qui réveille en nous un désir de fusion. La chimie du cerveau opère. Le sentiment amoureux est un état qui chavire notre perception du quotidien et la relation à l'autre au point parfois de nous faire perdre tout discernement. Le sentiment amoureux est comme un ami qui nous veut du bien, mais pas toujours.

Ne confondez pas la phase d'élan amoureux où une histoire est en train de naître et tout ce qui va avec – fascination, enthousiasme, période de lunettes roses... – et le sentiment amoureux proprement dit, où le lien amoureux se confirme. Là, les lunettes de vue ordinaires remplacent les lunettes roses, la raison revient. Le principe de réalité reprend sa juste place.

La phase d'élan amoureux peut se déclencher de 3 façons différentes.

• **Sous la forme d'une passion amoureuse (ou coup de foudre)**

La rencontre est d'emblée brutale, envahissante, limite aliénante. Elle agit comme une drogue. La personne est accro, dépendante à en devenir folle. Tout son temps est consacré à l'autre, le reste de la vie quotidienne est occulté : travail, famille, enfant, argent, etc. On vit un mélange de jouissance et de souffrance. L'attirance s'est faite en deçà du bon sens, dans un aveuglement absolu. Il n'y a que lui ou elle qui compte : « Vous ne pouvez pas comprendre ! Je pourrais le suivre au bout du monde, là, maintenant ! » On donne le meilleur de soi-même pour capter l'autre, jusqu'à s'intéresser à des sujets insipides du moment que cela lui plaît, prêt à tout pour lui plaire. Les relations sexuelles sont forcément merveilleuses, extraordinaires, même si elles sont en fait très banales.

La dépendance est tellement forte que la moindre séparation est une souffrance créant un vrai syndrome de manque, avec recherche de sensations fortes en permanence ; la peur de perdre l'autre est une source d'angoisse. On perd pied et on prend des décisions catastrophiques. Il s'agit d'une véritable conduite addictive avec incapacité de contrôler ses actes.

En fait de coup de foudre, c'est un coup de rêve et on tombe amoureux de son rêve en le collant sur l'autre. La réalité est totalement absente et l'autre n'existe pas autant qu'il le croit. Il s'agit plutôt d'une fusion passionnelle sur fond de confusion. Comme dans toute histoire, il y a une fin :

– soit une rupture violente avec effet boomerang garanti ;
– soit la relation se stabilise.

• Sous la forme d'un élan amoureux à répétition

Chaque fois qu'ils se voient, l'autre est touché. Puis on ne se voit plus pendant un certain temps (quelques mois, parfois une année) mais un fond de rêve subsiste. L'admiration reste. L'avantage ici, c'est qu'on se découvre un peu mieux à chaque fois. Pas de doute, si l'histoire doit devenir une vraie histoire d'amour, cela partira sur des bases plus réalistes.

• Sous la forme d'un choc amoureux sur rencontres successives

On se croise, on se côtoie, on se voit souvent, parfois chaque jour pendant des années (au travail, dans un club de sport, en tant que voisins, dans un groupe d'amis, etc.). On s'estime et c'est tout. Et puis un jour, on tombe dans les bras l'un de l'autre. Le principe de réalité a précédé le rêve qui était quasi absent du début jusqu'à cet instant.

La phase du sentiment amoureux proprement dit

L'amour agit comme une drogue douce et le sentiment amoureux a besoin d'être alimenté en permanence et d'être entretenu pour combler une insécurité affective et renforcer un narcissisme plus ou moins fragile.

• Le cas de l'amour passion

Les amoureux de l'amour ressentent vite une frustration. Dans ce cas, le sexe n'est qu'un prétexte au service du lien amoureux, jusqu'à servir de sanction : « Tu ne m'aimes pas donc pas de sexe ! » C'est que sans passion amoureuse, ces amoureux de l'amour s'ennuient à mourir ! Leurs couples sont fragiles, emprisonnés dans la dépendance affective. Le sexe les rassure, car ils ont besoin en permanence de s'assurer que l'autre leur reste attaché... C'est d'ailleurs bien là le problème : combien de temps l'autre acceptera-t-il de jouer ce rôle de protecteur ? Pour le psychiatre Roland Coutanceau, on trouve dans la passion amoureuse les ferments de la folie et les vertiges de l'enthousiasme, avec son lot de jouissance et de jalousie pouvant aller jusqu'à la violence, selon la nature profonde de chacun. Et c'est bien la ligne rouge à ne pas franchir qu'il faut également savoir discerner chez l'autre.

• **Le cas du sentiment amoureux classique**

Il suit un cycle classique variable selon le tempérament de chacun, le contexte et une quantité de critères précités : grands moments de bonheur, de fusion, d'enthousiasme ; des hauts et des bas, des ruptures, des relances, des attentes, du calme, des tempêtes ; des périodes d'ennui, de silence, de détachement, sous la menace permanente d'une autre attirance, d'une relation extraconjugale, d'une séparation. Le temps passant, un *modus vivendi* s'installe, sorte de compromis sur fond d'amitié, de complicité et d'attachement sincère et profond, où la sécurité affective, matérielle et conjugale compte plus que le grand amour passion et le sexe. En rade, chacun se réfugie dans son imaginaire ou se rassure dans des sorties, week-ends, voyages, activités sportives, passions diverses, achats compulsifs, plaisirs de bouche. Décidément, l'amour qu'on nous raconte dans les contes de fées n'est pas le même que celui de la réalité. La beauté et la force du sentiment amoureux, c'est qu'il ne peut naître sans une certaine part de souffrance.

Résumé

Un sentiment amoureux naît, vit et meurt, s'entretient, se cultive et se renforce. Tout de hauts et de bas, il est partie intégrante de la sexualité, mais parfois dissocié. Le mythe de l'amour « à la vie à la mort » est faux. Un véritable amour n'exige pas autant. Il a plus à voir avec la ténacité et la gentillesse. Méfiez-vous de vous-même si vous êtes sujet à la dépendance affective et à sa compagne, la jalousie : tout abandonner pour partir avec une personne quasi inconnue ou mourir de désespoir par désillusion, c'est juste avoir accordé trop de pouvoir à vos émotions.

Le sentiment amoureux se cultive et passe par une bonne estime de soi

L'amour a beau être une nébuleuse protéiforme, des preuves d'amour vaudront toujours mieux que des paroles. L'amour à vie, entendez celui qui vaut la peine qu'on se lie pour la vie, est un pari parti d'une chimie des corps, et qui repose sur l'intuition, la raison et enfin sur la conviction chevillée au corps que vous êtes avec la bonne personne. Ça se mérite.

1er conseil : rien n'est jamais gagné en amour

La qualité d'un contrat d'assurance ne vaut que par le prix que vous y mettez, et encore, à condition de bien lire ce qui est écrit en tout petit en bas et au verso de la page... Tout ça pour dire qu'en amour, il n'y a aucune garantie mais beaucoup d'avantages. Toutes les études le confirment : quand on tombe amoureux de quelqu'un qui nous ressemble, le couple dure plus longtemps. Résultat : les amoureux anxieux se comprendraient mieux entre eux et deux grands fusionnels se nourriraient de leurs manques mutuels, alors qu'un évitant et une hyperfusionnelle généreraient plus de frustrations et d'incompréhensions.

2e conseil : ne confondez pas être attiré, aimer et avoir envie de faire l'amour

Ce sont trois étapes qui n'ont longtemps eu qu'un but évolutionniste, s'assurer d'une procréation menée à terme et bénéficier de la protection.

Être amoureux aujourd'hui ne veut pas dire :

- qu'on est compatible ;
- qu'on va s'aimer pour la vie ;
- que le sexe n'est pas important ;
- que l'amour n'a pas été qu'un prétexte pour coucher !

Une certitude reste : faire l'amour est meilleur quand il se fait avec des sentiments.

3e conseil : pensez à vous offrir régulièrement un bouquet d'Agapé, de Pragma, d'Éros, de Philia et de Ludus pour cultiver le sentiment amoureux qui vous unit et continuer d'avoir envie de vous retrouver tous les matins, de rire ensemble, en sécurité, en confiance, et d'être tous les deux prêts à faire les concessions indispensables.

4e conseil : parlez-vous avant de vous engager

On peut s'aimer fort et être très peu compatibles sur des détails, ce qu'on ne découvrira que bien plus tard. Pour éviter toute désillusion trop violente avant de vous engager dans une relation sérieuse, parlez ouvertement entre vous et sans honte de votre sexualité intime. Faites-le sans dramatiser, sans faire peur, avec distance et autodérision. Quels sont vos besoins, vos fantasmes, ce qui vous excite vraiment dans un jeu érotique, et, surtout, quelles sont les limites au-dessus desquelles, pour vous, il y a de l'inconnu, de la curiosité mêlée de peur, voire un interdit, avec risque de blocage (un vaginisme, une anorgasmie, etc.) ? L'autre ne peut pas deviner vos habitudes et vos petits vices cachés contractés avec l'habitude, ni deviner votre vision de la monogamie. Ces conversations vous feront faire l'économie de beaucoup de désillusions. C'est la seule manière d'être sûr d'être compatibles. Vous ne pourrez plus dire que vous ne saviez pas. Et rayez l'idée qu'à vous tout(e) seul(e) vous allez le ou la changer.

5e conseil : la précipitation n'est pas bonne conseillère

On pense toujours que l'amour ne peut pas attendre. Détrompez-vous, c'est une façon très efficace de faire monter le désir et de tester sa détermination. Aujourd'hui, on a pris l'habitude de vouloir tout et tout de suite, sinon on boude et on se fâche.

Dans une échelle d'intensité du sentiment amoureux, on trouve la passion amoureuse tout en haut, violente, aveugle, soudaine, intense et qui emporte tout sur son passage, de l'ordre de l'ouragan, d'une tornade ou d'un cyclone. La question est de savoir si le partenaire peut supporter une telle intensité. Au milieu de l'échelle, c'est la construction lente, calme, sûre et de plus en plus fondée de cet amour qui se nourrit parfaitement d'un quotidien ordinaire. À l'autre bout de l'échelle, l'intensité est tellement minime qu'elle devient angoissante et insupportable pour l'autre : « Est-ce que tu m'aimes ? » Que vous soyez timide, introverti, dans un style d'attachement de type détaché, etc., ne vous donne aucune excuse : vous devez envoyer des signaux visibles et nourrissants pour que votre partenaire décèle vos sentiments. Pensez à extérioriser votre sentiment amoureux en lui adressant des petits messages d'attention : voix adoucie, caresses, regards prolongés, baisers, enveloppements, écrits, attentions délicates, surprises, etc. Rien qui ne réclame une exubérance folle, mais un minimum d'intensité.

Résumé

Si vous enchaînez les chagrins d'amour, faites-vous aider par un thérapeute au fait de ces problématiques. Rappelez-vous qu'un échec amoureux n'est pas une fin en soi, mais une expérience de plus pour progresser. Et rassurez-vous : on peut vivre plusieurs grandes histoires d'amour dans sa vie et même plusieurs coups de foudre.

À vous de jouer !

Remémorez-vous toutes vos petites et grandes histoires d'amour depuis votre enfance jusqu'à aujourd'hui et cherchez-en les points communs.

ATTIRANCE DE MÊME SEXE

Comment faire la différence entre des comportements masculinoïde, féminoïde, hétérosexuel ou homosexuel ?

Étude de cas

Tony, qui souffre du détachement récent de Christian, se replie sur lui-même. Christian est un grand gaillard aux yeux bleus et à la barbe fournie qui aime rire, boire, faire la fête et s'entourer de copains après des semaines très chargées et de lourdes responsabilités de DRH.
Quand ils ne sont rien que tous les deux, dans la maison qu'ils viennent de faire construire, ils sont heureux, font l'amour et sont tendres comme au premier jour. Mais Tony vit dans la peur que Christian ne le quitte. Ce dernier rentre de plus en plus tard ou se couche bien après lui. Il pianote des heures sur son ordinateur. Tony est sûr qu'il chate sur des sites gays. Perdu, il se confie souvent à ses deux meilleurs amis, Firmin et Aurélie.
Firmin est son ami d'enfance. C'est un grand maigre hypersensible prêt à défendre toutes les causes. Il a été élevé au milieu de sa mère, de sa sœur aînée et de sa grand-mère, trois femmes blessées par les hommes ! « Les hommes ne valent que la corde pour les pendre ! », voilà ce qu'il a

entendu toute son enfance. N'empêche qu'en fin de semaine, quand il troque son bleu de travail de jardinier municipal pour jouer de l'accordéon dans les bals musettes de la région, c'est un autre homme. Ce garçon mince, timide et discret, limite efféminé, devient tout sourire pour diriger son petit orchestre et faire danser le public avec autorité. À cet instant, le roi de la soirée, c'est lui. Son rêve ? Qu'une fille le remarque dans la foule. Il sait que son physique et sa sensibilité ne jouent pas en sa faveur, sa timidité surtout ! Il fait souvent hurler de rire Christian et Aurélie quand il leur confie ses doutes : « Et si j'étais homo ? »
Aurélie, c'est la bonne copine, un cœur gros comme ça, sauf sur les tatamis. Aux dernières qualifications régionales de judo, elle a manqué de peu le podium. Faut dire qu'avec son physique de garçon manqué, son éternel survêtement-baskets et son mètre 79, elle en impose. Il ne faut pas se fier à son grand sourire et à son joli minois. C'est une tueuse qui préfère la compagnie des garçons, plus directs que les filles. Ça lui convient, même s'ils ne pensent qu'au sexe. Au moins, on se marre. Et puis, avec sa ceinture noire, ils n'ont qu'à bien se tenir. Ce n'est pas sa poitrine qui la dérange, elle n'en a pas, et pour le sport, c'est plus pratique. Elle ne met jamais de robe et ne prend pas le temps de se maquiller. Tout récemment, les avances de Lionel, un collègue de lycée, l'ont affolée. Elle s'est surprise à en rêver et même à se caresser le soir avant de s'endormir.

L'ŒIL DU SPÉCIALISTE

Tony et Christian sont un couple homosexuel comme tous les couples hétérosexuels, avec ses joies, ses problèmes et ses appréhensions.

Après, chacun a sa personnalité. Tony n'est pas assez affirmé et plutôt insécure sur le plan affectif; Christian est plutôt jouisseur de la vie, mais attaché à Tony.
Firmin a tort de se sous-estimer. Sur scène, il en impose malgré son allure féminoïde et son émotivité. On lui a inculqué que les hommes sont tous des salauds. Il ne lui manque pas grand-chose pour toucher le cœur d'une femme. Il faut juste qu'il développe son intrusivité de mâle tellement peu développée qu'il se croit homo, ce qui n'a rien à voir.
Même chose pour Aurélie qui a tout du garçon manqué. Un coup de crayon pour les yeux, une crème de visage, du parfum, des vêtements pour rehausser ses caractéristiques de femme et Lionel n'aura qu'à bien s'accrocher.

Quelques chiffres

- Selon une enquête de l'Insee, la France comptait, en 2018, 133 000 couples de même sexe, soit 0,9 % de l'ensemble des couples. En France, 15 % des hommes en couple avec un homme habitent Paris.
- SOS homophobie a recensé, en 2018, 231 agressions physiques contre des personnes LGBT, soit un bond de 66 % par rapport à 2017 ; ainsi que d'autres formes de manifestations : rejet (62 % des cas signalés) ; insultes (51 %) ; discriminations (38 %) ; harcèlement (20 %) ; menaces (17 %) ; diffamation (17 %).

Tout cela pose la question de savoir comment assumer sa féminité ou sa masculinité, qu'on soit hétéro ou homosexuel.

Un principe : entre codes d'attraction et stéréotypes sexuels

Circulez, il n'y a rien à voir ni rien à dire de particulier sur l'homosexualité. Ils vivent, mangent, rient et aiment comme les hétéros. Ils ont des chagrins, des joies et des rêves comme tout hétéro. Certes mais dans les faits, ce n'est pas si simple.

La réalité dans le monde de l'homophobie

La discrimination homosexuelle et l'homophobie sévissent depuis toujours. L'homophobie, qui considère l'homosexualité comme une déviance sexuelle, tue encore au Soudan, en Somalie, au Nigeria, en Afghanistan, en Iran, au Yémen, en Mauritanie, en Arabie Saoudite et aux Émirats arabes unis. Par ailleurs 71 autres pays ont adopté des législations répressives allant jusqu'à 10 à 20 ans d'emprisonnement. Être obligé de fuir son pays pour échapper à la prison, aux châtiments corporels, voire à la peine de mort, est indigne, comme il est anormal d'être aujourd'hui en France rejeté par sa famille pour homosexualité...

En France, la majorité sexuelle a longtemps été fixée à 15 ans pour les hétérosexuels et à 18 ans pour les homosexuels. La dépénalisation de l'homosexualité date, elle, de 1981. L'homophobie est condamnée depuis 2004 et la légalisation du mariage entre personnes de même sexe a été votée en 2013. Reste qu'on note ces dernières années une nette augmentation d'atteintes à l'intégrité des homosexuels.

Homo, hétéro, féminoïde, masculinoïde, trans, bi : on mélange tout

• **L'homosexuel** est attiré par quelqu'un du même sexe que lui.

• **Le bisexuel** est attiré par les deux sexes.

• **Le transsexuel** est une personne qui a la conviction profonde d'appartenir au sexe opposé à son sexe physique.

• On dit d'une personne qu'elle est « **masculinoïde** » quand ses stéréotypes sexuels, vestimentaires, sa démarche, sa façon de parler, son choix de profession, etc., font davantage référence au sexe masculin (idem avec une personne de type « **féminoïde** » qui fait plus référence aux stéréotypes féminins). Ces stéréotypes fluctuent selon l'époque et les cultures.

Des peurs irrationnelles aux conséquences graves

On n'a pas à guérir de son homosexualité. Eh non, l'homosexualité n'entraînera pas la perte de notre modèle social majoritairement hétérosexuel. Pendant des siècles, les religions (en particulier catholique : cocasse quand on sait...) ont parlé de l'homosexualité comme d'une sexualité dévoyée au service du diable... Au cours du XIXe siècle, la science médicale a hélas pris le relais : l'homosexualité relevait de la psychiatrie. Pour sûr, il valait mieux être homophobe qu'homosexuel. Au cours de la Deuxième Guerre mondiale, le port d'un triangle rose leur a été imposé. Être hétéro, c'était penser juste et être sain d'esprit. Dans les années cinquante, aux États-Unis, 700 000 personnes ont suivi une thérapie de conversion dite de réorientation sexuelle à l'aide d'électrochocs, d'injections d'hormones, etc. Le but était que tout contenu homosexuel déclenche immédiatement en eux une sensation déplaisante… En rendant la sexualité des homosexuels aversive, comble de l'ironie, on cherchait à les rendre homophobes d'eux-mêmes. Dans les années soixante-dix, toutes les religions ont proposé des approches psycho-spirituelles (individuelles ou en groupe) demandant à Dieu de les changer et de les libérer du démon. Ces techniques tombent de plus en plus sous le coup d'accusations pour violences volontaires, abus de faiblesse et exercice illégal de la médecine ayant entraîné de graves souffrances psychiques et corporelles, avec, à la clé, dépression, tentatives de suicide… Les Églises, aujourd'hui, acceptent dans leur ensemble ce que dit la science, même si les groupes fondamentalistes continuent de sévir.

Il faudra attendre la fin du XXe siècle avec les enquêtes d'Alfred Kinsey pour découvrir que 10 % environ d'une population a des pratiques homosexuelles exclusives et que 37 % des sujets qui se disent exclusivement hétéros ont eu, à l'occasion, des relations de type homosexuel. Et n'oublions pas que ce n'est qu'en 1992 que l'OMS a retiré l'homosexualité de la liste des maladies mentales.

Nous le disions dès le chapitre I, le grand mérite de notre époque est de faire tomber les tabous et de briser les croyances fausses les unes après les autres. Une femme peut être soldat, piloter un avion, être médecin, plombier, s'habiller en homme, fumer, voter, pratiquer un sport de combat, être homo, bi, vouloir changer de sexe… Idem pour les hommes.

Pas de substratum organique

À ce jour, toutes les recherches pour démontrer le côté inné et constitutionnel de l'homosexualité ont échoué (du rôle de l'hypothalamus à l'existence d'un gène « gay »). D'un point de vue purement comportemental, l'homosexualité s'inscrit dans un continuum entre l'homosexualité et l'hétérosexualité selon qu'un sujet comptabilise ou non un certain nombre de relations sexuelles avec quelqu'un du même sexe ou pas. C'est simpliste, mais cela a le mérite de ne porter aucun jugement et d'accepter les gens comme ils sont.

Tout a été dit en matière d'une hypothétique origine, même parfois *via* des théories non validées scientifiquement comme celle de Christopher Dummitt qui affirmait que « le genre n'était pas binaire », mais « variable peut-être à l'infini ». Et les notions de masculin ou de féminin étaient d'abord et avant tout « une question de pouvoir », avec « une volonté de renvoyer les femmes à la maison. Tout n'était question que de contrôle et d'oppression. » Son raisonnement bancal, selon ses propres dires, a servi de courant de pensée. Il reposait sur une idéologie fausse mais influente qui a été reprise par une pléiade d'universitaires avec ses militants, ses lobbyistes et ses fanatiques qui ont tout fait pour imposer un nouveau code de conduite morale, ce que Marta Iglesias dénonce. Pour elle, au contraire, les causes des différences entre les sexes ne sont pas purement culturelles, pas plus qu'elles ne sont le produit d'un endoctrinement patriarcal comme l'affirment les féministes. La nécessaire séparation des compétitions sportives et la création de spécialités médicales aussi différentes que la gynécologie et l'andrologie sont la preuve de la différence entre les hommes et les femmes… En fait, nous manquons cruellement de connaissances encore aujourd'hui hors de tout dogmatisme.

Résumé

Ne voyons pas tout en noir. Les lignes bougent. Des vedettes, des acteurs, des animateurs de télé, des sportifs et des hommes et femmes politiques affichent leur homosexualité et annoncent leur mariage. Pas facile cependant de trouver la bonne mesure entre militantisme et prosélytisme car le risque existe qu'un communautarisme exacerbé ou une victimisation excessive réactivent une histoire qui a été très douloureuse. Reste que l'opinion majoritairement hétérosexuelle amorce néanmoins un authentique changement de mentalité en France. Il n'en faut pas plus pour irriter, indisposer, saturer.

Pour une tolérance zéro de l'homophobie

Pas facile de savoir s'il faut passer le pas, annoncer son homosexualité et/ou l'afficher en société... Pourtant, en matière de sexualité, ce qui est important, c'est d'être en accord avec soi-même et de ne pas se sentir tributaire du regard des autres (parents, famille, amis, collègues, société...).

Le professeur Israël Nisand posait cette question dans *Le Point*: « Comment aborder aujourd'hui le sujet de l'homosexualité sans être taxé de zélotisme ou d'homophobie ? » Compliqué pour un jeune de vivre son homosexualité : « Moi j'assume mon homosexualité en tant que fille. Y a juste que pour mes parents, déjà leur faire accepter mon look hyperandrogyne a relevé du défi. Du coup, j'ai présenté la copine avec qui je sors à mes parents en leur disant qu'elle avait un petit copain qui en fait est notre pote homo. Dès qu'on a le bac, on se met en coloc. »

« Et si j'étais homosexuel ? » est par ailleurs une question qui tourmente encore de nombreux jeunes.

Vous êtes homosexuel

1er conseil : sachez que l'annoncer, c'est sortir du « confort »

Être attiré par quelqu'un du même sexe, avoir la conviction intime d'être homosexuel ne sera pas sans conséquences sur votre vie.

C'est encore plus vrai si vous vivez dans un village, à la campagne. « Sortir du placard », c'est assumer de vivre au grand jour son orientation sexuelle auprès de ses proches, dans son entourage professionnel et en société. Il n'y a plus de marche arrière possible. Gardez bien à l'esprit qu'il s'agit de votre sphère intime et que cela ne regarde que vous et vos partenaires et que la liberté de penser et d'agir en conformité avec ce qu'on est n'a pas de prix.

2e conseil : comprenez l'inquiétude légitime des parents

Rappelez à vos parents, qui se disent effondrés, que le premier à prendre des risques et à risquer de souffrir, c'est vous et que c'est votre histoire, pas la leur. Leur trouble est cependant légitime. Vous venez de leur annoncer que vous allez vivre sur une autre planète ! Laissez-leur du temps pour gérer leur peur, leur honte, leur colère et aussi leur culpabilité (ils se sentent forcément responsables). Expliquez-leur qu'ils ont peur avant tout par ignorance d'une réalité qui existe depuis la nuit des temps ; et que pour ce qui concerne l'homophobie et le fantasme de vie débridée des homos, justement, parlons-en…

3e conseil : réfléchissez au sexe opposé

Assurez-vous bien que votre conviction d'être homosexuel ne repose pas sur une peur du sexe opposé et que ce n'est pas que par besoin de sécurité affective, qu'il vous semble plus facile de construire une relation amoureuse avec quelqu'un du même sexe.

Vous n'êtes pas homosexuel

Soyez cool si vous assumez bien votre hétérosexualité : l'homosexualité de votre voisin n'a aucune raison de vous troubler.

1er conseil : vous êtes troublé d'avoir regardé quelqu'un de votre sexe

Si vous êtes une femme, détourner le regard dans la rue pour mater une femme que vous trouvez belle et attirante (et *idem* entre deux hommes) ne fait pas de vous une homosexuelle. La fantasmer érotiquement dans vos rêveries beaucoup plus, mais il faudrait d'autres éléments pour affirmer que vous êtes homosexuelle.

2e conseil : vous avez eu une étreinte avec quelqu'un de même sexe

Une attirance et même une expérience physique (étreintes, baisers, masturbations, etc.) ou une amitié exclusive au cours de l'adolescence ne signifie en aucun cas que vous êtes homosexuel... À cet âge, nombreux sont ceux qui ont envie de tout explorer avant de se poser dans l'hétérosexualité.

3e conseil : un homo vous drague

Vous venez de vous faire draguer par un(e) homosexuel(le). Il est normal, humain et pas insultant qu'un ou une homosexuel(le) tente sa chance avec vous. Ils éprouvent les mêmes sentiments que tout le monde.

4e conseil : revoyez votre vision des homos si elle est fausse à 90 %

Cessez de fantasmer en négatif la sexualité des homosexuels. Cette dernière a toutes les chances d'être exactement comme la vôtre à quelques adaptations anatomiques nécessaires près. Quant aux milieux gays, aux saunas, cafés, librairies, rues et quartiers, défilés de la Gay Pride, sites Internet, lieux de rencontre dans les parcs publics, toilettes, etc., sachez que les hétéros fonctionnent exactement sur le même registre : du plus soft au plus débridé. Une majorité d'homosexuels hommes et femmes mène une vie tout à fait simple et ordinaire. Les « folles » ou le look hyperviril raffiné et soigné, deux stéréotypes classiques de l'homosexualité, sont l'arbre qui cache la forêt : l'homosexualité est le plus souvent indécelable.

5e conseil : vous êtes parents d'un enfant homosexuel

En tant que parents, réfléchissez bien à ce qui vous dérange si votre enfant est homosexuel : essentiellement de la peur… peur pour leur avenir sentimental et professionnel, peur qu'il soit ostracisé, et aussi peur du regard des autres qui rejaillira forcément sur vous (la famille, les amis, les voisins, etc.). Vous aimez profondément votre enfant, la peur vous aveugle : impensable pour vous qu'il se retrouve à la rue.

6e conseil : vous êtes masculinoïde ou féminoïde

Si vous êtes un homme plutôt féminoïde (ou une femme plutôt masculinoïde) et hétéro, pas de problème ; sachez seulement que vous risquez d'être moins facilement identifiable dans votre jeu de séduction par la femme que vous cherchez à conquérir en tant qu'homme. Êtes-vous prêt à l'assumer ? Cela ne présage par ailleurs en rien que vous soyez ou non un bon amant…

Firmin est féminoïde mais bien posé dans son hétérosexualité, n'en déplaise à ceux qui murmurent dans son dos qu'il est homo. Aurélie est masculinoïde, d'accord, mais où est le problème tant qu'elle ne cherche pas à séduire un garçon qui pourrait lui reprocher son manque de féminité? Auquel cas elle aura tout le temps de mettre en valeur ses courbes et ses creux au lieu de les cacher. Quant à Tony, il assume son homosexualité. Il est seulement insécure.

Résumé

Si vous êtes hétérosexuel(le), en quoi le fait d'avoir des voisins homos vivant en couple (femmes ou hommes) vous pose-t-il un réel problème tant qu'ils respectent les règles de la copropriété, qu'ils ne sont pas bruyants et qu'ils ne commettent aucune incivilité?

À vous de jouer!

Vous avez forcément dans votre entourage des hommes plutôt féminoïdes, des femmes plutôt masculinoïdes et des homos (seuls ou en couple). Réfléchissez en quoi cela vous pose véritablement un problème.

DÉLIT
DE
LAIDEUR

Comment vivre avec ses complexes et se débarrasser des canons de beauté ?

Étude de cas

Rachel referme la porte du frigo qui se sent plus léger et plus vide. Une boîte de thon, un demi-tube de mayonnaise et un reste de mousse au chocolat engloutis en moins de cinq minutes. Elle repart discrètement vers la salle de bains. Paul est allongé sur le lit devant la télé. Il sourit en la voyant passer, ce qui la fait réagir :
« Quoi, qu'est-ce qu'il y a ? Pourquoi tu ris bêtement ? Il y a quelque chose qui ne va pas ?
— Rien… Enfin si, t'as plein de mousse au chocolat autour de la bouche.
— Te fiche pas de moi ! »
Paul serre les poings et ferme les yeux. Dans ces moments-là, impossible de lui faire entendre raison. Elle peut vite se mettre en colère. Pourtant, il l'aime et la trouve belle avec ses kilos en trop. Elle ne les aurait plus qu'il serait perdu. Rachel, c'est son loukoum ! Il se replonge dans son film, malheureux de savoir qu'elle est malheureuse.
Rachel s'est enfermée à double tour dans la salle de bains. Elle se déshabille et tombe nez à nez avec son image qui se reflète dans la glace. Elle voit un monstre. Dépitée, elle

se glisse sous la douche. L'eau chaude lui fait du bien et se libérer de quelques larmes aussi. Elle se détend.
Paul l'a toujours respectée. Elle a envie qu'il la prenne dans ses bras et la serre fort. Quand ils font l'amour, c'est toujours difficile au début. D'abord, c'est dans le noir absolu. C'est elle qui fixe les règles. Elle n'est pas à l'aise quand Paul touche ses seins, tripote ses cuisses, pince son ventre et pétrit ses fesses. Tout ce qu'elle déteste d'elle. Heureusement, il commence par l'embrasser sur la bouche. Elle adore. Rien qu'avec ça, elle a des papillons dans le ventre. Pendant ce temps, les mains de Paul œuvrent délicatement. Avec tact, au bout du compte, il finit toujours par la faire jouir et lui faire oublier qu'elle a des kilos en trop.
Déjà, à l'école, on la traitait de truie, de grosse vache. Au travail, c'est différent. Elle est une excellente secrétaire de direction très appréciée, toujours tirée à quatre épingles et sentant bon. Toujours souriante, elle accepte même les compliments des hommes. Le nombre de fois où elle a surpris un regard qui traînait sur sa poitrine ou sur ses fesses… Mais elle n'est pas dupe. Il n'y en a qu'un qui sait la regarder avec amour et désir. Paul. Elle s'en veut d'être agressive avec lui. Il ne mérite pas ça, mais c'est plus fort qu'elle.

L'ŒIL DU SPÉCIALISTE

Rachel est une femme fellinienne. Forte, pulpeuse et ronde de partout, elle aurait pu servir de modèle pour les sculptures de Fernando Botero. Elle est un fantasme pour beaucoup d'hommes, mais dans la réalité, elle vit un cauchemar ambulant. Pour elle, se regarder dans un miroir est mortifère, entrer dans un magasin de vêtements une torture. Pourtant, au travail, c'est une femme charmante qui en impose. Mais depuis toute

petite, elle a subi des moqueries et vécu un sentiment de rejet et d'exclusion. Résultat : estime de soi zéro et personnalité en quête d'affection permanente quoiqu'elle repousse toute marque d'affection. Impossible en effet pour elle d'accueillir ses rondeurs et d'en faire un atout. Elle se pourrit la vie. En dehors du travail, ça la rend même agressive, boulimique et triste.

Rachel, il faudra bien qu'un jour vous vous mettiez en paix avec vos rondeurs. Et si vous commenciez par apprendre à manger lentement, en pleine conscience, et à mastiquer pour découvrir les saveurs, les textures ? Vous découvririez vite que la mayonnaise ne laisse aucune saveur mémorable ! Rachel, votre ennemi, ce n'est pas le regard des autres, c'est vous. Il va falloir apprendre à vivre avec votre morphologie plutôt que de vous pourrir la vie à moins d'envisager la chirurgie bariatrique. Paul n'est pas d'accord. Ça lui fait peur.

Quelques chiffres

- 40 % des femmes et 20 % des hommes n'aiment pas leur corps et sont complexés par leurs « défauts » physiques. Pour les deux, on trouve : le poids, le ventre et la taille du sexe (un trop petit pénis et de trop grandes lèvres).
- 60 % des adolescentes se déclarent trop grosses ; et à 14 ans, 1/3 d'entre elles ont déjà suivi un régime alimentaire.

Tout cela pose la question de savoir comment aimer et se laisser aimer quand on ne s'aime pas soi-même…

Un principe : laid par rapport à qui ?

Se traiter ou traiter quelqu'un de laid

À une époque où l'image est reine et où le paraître compte autant sinon plus que le fond, difficile de rassurer quelqu'un qui ne répond pas aux canons de la beauté en lui disant qu'il a du charme, qu'il est beau intérieurement. À notre époque, si un détail est quelque peu disgracieux, c'est fichu ! Un peu comme les pommes qui doivent toutes être calibrées au millimètre près, sinon on les jette.

Quand on vous a affirmé toute votre enfance que vous étiez maigre, que vous aviez le visage ingrat ou que vous étiez petit, il faut une sacrée dose de confiance en soi pour penser qu'on plaira un jour à quelqu'un et que cette personne ne vous quittera pas. Toutes les études montrent que les gens accordent plus leur confiance aux gens beaux, qu'ils croient plus intelligents, et qu'ils pensent que les laids sont plus facilement bêtes et méchants. **C'est oublier que l'image ne définit pas à elle seule un individu. C'est également oublier qu'une forêt est belle de sa diversité et que les arbres, tous différents, nous fascinent, même tordus.** Si une disgrâce physique ne facilite pas les choses, elle rend résilient, fort et inventif et fait déployer des trésors de séduction.

Les complexes physiques et sexuels

Ras le bol de ce terrorisme du corps parfait faisant référence à un corps idéal qui n'existe que sur les photos retouchées des magazines people, d'autant qu'il condamne les grands, les gros, les petits, les maigres, les bossus, les tordus, les handicapés, les vieux, les moches... On se calme. Il semblerait que l'aspect physique d'une femme compte plus pour les hommes quand les femmes feront plus facilement des concessions sur le physique d'un homme pourvu qu'il ait les qualités humaines dont elles estiment avoir besoin.

Pas facile cependant d'assumer sa différence quand on a un physique ingrat. Sans compter qu'être attiré par un beau physique, c'est normal. Cela dit, en faire le principal critère pour se marier, c'est totalement fou ! Heureusement que nous croisons tous les jours des personnes au physique singulier, asymétrique et pourtant harmonieux qui dégagent une beauté intérieure. Une certitude : ces personnes ont dû développer plus de talents que d'autres pour plaire, et c'est un atout.

Heureusement, des gens commencent à lutter avec succès contre cette dictature de l'esthétique, comme cette jeune fille de 17 ans (@angelethm) qui a vu son dessin faire le tour de la Toile en seulement quelques heures. Elle avait dessiné des jeunes femmes sur une plage avec des bourrelets, des bonnes cuisses, des poils, de la cellulite, des vergetures, etc., en écrivant dessous : « [Ce] sont des choses normales et naturelles, alors tu mets ta crème solaire et tu profites de tes vacances sans te prendre la tête. » Résultat : son post a fait le buzz. Dans la même veine, la chanteuse américaine Halsey, fervente adepte du « body positive », milite en faveur de l'acceptation de son corps. Elle a posé en une du magazine *Rolling Stone* avec du poil sous les bras. Un véritable pied de nez au « beach body » qui veut que pour qu'un corps puisse être exhibé sur une plage, il doit être épilé, mince, bronzé et élancé.

Ne soyons pas naïfs cependant : être « bien foutu », ça aide, notamment pour lancer une bonne dynamique relationnelle, même si cela ne suffit pas pour entretenir le sentiment amoureux dans un couple. Grand vin ne peut être jugé que pour sa robe. Pour aller chercher ses saveurs, il faut le mettre en nez et en bouche.

Estime ou mésestime de soi

L'estime de soi consiste à jongler entre 4 aptitudes :

• **L'amour de soi**, qui consiste à s'aimer avec ses défauts et ses qualités, et pousse à se respecter comme on est.

• **La vision de soi**, qui consiste à croire en soi, dans sa capacité à se projeter dans l'avenir, conscient de ses qualités autant que de ses défauts.

• **La confiance en soi**, qui consiste à croire en ce qu'on fait, en ce qu'on décide. L'échec est une possibilité envisageable qui ne remet rien en question. C'est simplement une expérience de plus qui apprend.

• **L'affirmation de soi**, qui consiste à pouvoir dire tout haut et avec respect à son partenaire et à soi-même ce qu'on ressent (d'agréable ou pas) et être capable d'encaisser sans s'énerver. Être affirmé, c'est être bien dans sa peau.

Preuve s'il en est que l'estime de soi est nécessaire en amour et dans l'érotisme. Il existe un bon narcissisme.

L'estime de soi impacte par ailleurs notre sexualité. En fait, il existe trois façons de se regarder et d'être regardé :

• sociale, que ce soit au travail, dans la rue, dans la vie associative, dans une soirée entre amis, en famille…

• quand on est seul(e) devant sa glace. Dans ce cas, on se regarde, on se compare et on se console comme on peut.

• dans l'intimité, avec son partenaire.

On comprend facilement que notre estime de soi, basse ou haute, influence directement notre sexualité. Nous avons tous besoin d'être reconnus, valorisés et soutenus, d'entendre dire qu'on nous aime et de savoir que nous plaisons. Se dévaloriser finit par ailleurs par provoquer une cascade de conséquences néfastes :

• être incapable de s'affirmer devant une critique ;
• ne pas oser séduire ou repousser des avances ;
• ne pas oser se dénuder ni se lâcher ;
• au pire fragiliser son excitation sexuelle ;
• s'interdire de dire « je t'aime » et de se donner le droit d'aimer ;
• au pire devenir boulimique, picoler, se gaver de sucres, etc.

Résumé
Il faut un minimum de narcissisme et de force intérieure, de sagesse et d'intelligence de vie pour oser séduire et se montrer comme on est.

Ne pas être son pire censeur

Comment transformer le cercle vicieux de l'autoflagellation en un cercle vertueux de renforcement de son estime de soi avec des petits objectifs, par étapes et en tirant parti de ses limites physiques ?

1er conseil : ne soyez pas votre principal ennemi

En matière de forme, de taille et de volume de corps, de visage, les autres ont une perception de vous plus flatteuse que vous-même, qui êtes bloqué derrière vos complexes. Ils voient mieux que vous ce qu'il y a de beau en vous. Alors plutôt que de vous désoler en vous regardant dans la glace, peut-être devriez-vous vous consoler en pensant à vous comparer avec moins gâté que vous.

Si vous vous estimez atteint d'une véritable laideur, sans doute faut-il consulter un chirurgien esthétique, revoir vos aspirations à la baisse, rester humble et objectif. À moins de vouloir décrocher la lune, pensez à trouver un(e) partenaire à la hauteur de ce que vous pensez être. Question de bon sens et de sagesse. Bien sûr, tout le monde a le droit de rêver de rencontrer ce qu'il y a de mieux et de plus beau, de plus grand et de plus fort. C'est humain, mais c'est un rêve. Principe de réalité oblige, trouvez une personne sage et lucide sur ce qu'elle est. Elle saura voir ce qu'il y a de beau et de bon autour d'elle, et vous en l'occurrence.

2e conseil : soyez réaliste et agissez par petites touches

Plus que jamais, si vous ne vous trouvez pas assez séduisant physiquement, jouez sur une séduction cash, sincère, touchante et bouleversante. Annoncez la couleur et affichez votre joie de vivre, votre nature généreuse, joviale et montrez vos autres talents. Posez-vous plus que jamais dans votre féminité ou dans votre masculinité, maquillez-vous si vous êtes une femme, sentez bon et soyez raffinée ; faites-le rire, prenez des initiatives, étonnez-le, mais osez également mettre de la distance pour vous faire désirer. C'est la seule façon de savoir si, malgré tout, il tient à vous, et de lui donner l'envie de se rapprocher de vous. Mettez en valeur ce fond de sensualité qui réclame un minimum d'exhibition. Jouez sur l'art de bien découper votre corps pour mettre en valeur et cacher ce qu'il faut, marchez sensuellement, suggérez sans tout dévoiler... et une fois encore, faites-vous conseiller.

3e conseil : dès que le petit vélo se met en route, dites-lui « stop »

Rappelez-vous que vous avez le droit de ne pas être parfait, d'échouer et, qu'un jour, quelqu'un vous trouvera belle ou beau avec ses yeux et son cœur. Alors, patience et ténacité. Ne vous découragez pas. Vous n'avez tout simplement pas encore trouvé la bonne personne qui accepte vos imperfections, ce qui doit être son cas à elle aussi. Et plutôt que de cultiver vos pensées noires, développez un trésor d'imagination pour séduire.

Ce sera plus difficile si vous vous êtes connus jeunes, minces, beaux et que, quelques années plus tard, des grossesses, une maladie, des traitements, un accident ou tout simplement la vieillesse vous ont rendu(e) méconnaissable... Il faut dans ce cas en parler entre vous et être sûr qu'il n'y avait pas que le physique qui vous liait. Je pense à cette patiente dotée d'une forte poitrine qui faisait la fierté de son

homme. Du jour où elle l'a faite réduire, il a perdu sa libido... Je pense aussi à cette femme atteinte d'obésité morbide qui, après une chirurgie bariatrique et beaucoup de volonté, était passée de 114 kg à 66 kg : « Je cherche ma femme sous la couette. Je suis paumé. Ce n'est plus ma femme ! », disait son mari.
Retravaillez avec un thérapeute une reconstruction de votre propre image corporelle pour l'habiter avant de l'érotiser.

Résumé
Si sous prétexte d'être laid et donc non-désirable, vous refusez d'être approché, touché et embrassé, vous vous privez des joies simples de la vie à deux. S'accepter dans son corps et oser, c'est se faire la surprise de voir que cela marche et s'accepter différent !

À vous de jouer !

Avez-vous remarqué comme des gens de votre entourage pas franchement gâtés par la nature peuvent posséder une véritable beauté intérieure et rayonnent de joie et de gentillesse, surtout quand ils sourient ? Alors, si en plus ils brillent d'intelligence... Et si vous essayiez de sourire plutôt que de vous morfondre ?

TROISIÈME PARTIE
ÊTRE UN(E) BON(NE) AMANT(E)

RAFFINEMENTS PHYSIQUES

PRÉLUDES SEXUELS

Comment réussir les préliminaires et à quoi servent-ils ?

Étude de cas

Annette se souvient de sa première fois. Ses copines l'avaient charriée : « Tu n'y couperas pas, ma vieille : tu vas devoir sucer comme nous toutes et tu n'es pas à l'abri d'avaler par surprise ! » Du coup, elle avait consulté en catimini sur Internet quelques vidéos pornos qui ne l'avaient franchement pas rassurée. L'éjaculation faciale ou recracher du sperme, berk ! La sodomie, n'en parlons même pas.

Aujourd'hui, elle en rit. Quelques expériences après, elle s'est construit sa sexualité, sait ce qu'elle aime ou pas et le fait savoir. Elle se donne également les moyens de jouir.

Charles et elle vivent ensemble depuis deux ans et ils ont une petite Melissa de 9 mois. Ils ont très vite refait l'amour après l'accouchement. Charles n'a pas eu besoin d'insister.

Mais ce soir, elle n'en a pas trop envie. Elle se lève tôt demain matin. Seulement voilà, Charles adore prendre son temps : poser ses mains sur sa peau, les promener sur son corps. Après l'avoir effleurée de la tête aux pieds, il recommence à l'explorer : son cou, le creux de ses oreilles, sa bouche. Un méthodique, Charles. Annette le guide vers son sexe pour en finir plus vite. Mais non, le voilà qui refait un détour ! Et il

prend tout son temps ! Maintenant, ce sont ses seins. Il en est fou. Il les caresse, les soupèse, les malaxe, les pétrit, les suce et les pince délicatement aux mamelons. À se demander si elle existe dans ces moments-là.
Annette caresse le sexe de Charles. Elle sait qu'il adore ça. Sa main est légère, enveloppante, mais suffisamment ferme. Suivra la fellation. Leur rituel. Elle le fait très bien et sans la moindre appréhension. Elle sait parfaitement quand elle doit s'interrompre pour éviter qu'il se libère.
Maintenant, c'est au tour de Charles de la lécher avec sa langue. Mais elle n'y tient pas plus que ça ce soir. Elle veut jouir vite. Sauf qu'à peine pénétrée, elle est à deux doigts de jouir, mais Charles reste volontairement immobile en elle, dur, ferme, tendu, frémissant. Il est à la limite de l'éjaculation. Il prend son temps et respire calmement pour faire retomber son excitation. Annette finit par oublier que, demain, une grosse journée l'attend. Elle est au bord de l'explosion et c'est tellement bon ! Clouée sur le dos par Charles, elle soupire pour que sa tension sexuelle baisse un peu. Elle soutient le regard de Charles qui la défie de craquer et qui se défie de tenir. C'est à la limite du supportable pour les deux. C'est leur jeu. Elle serre, desserre les muscles de son périnée en espérant le faire craquer, tout en griffant délicatement son thorax et son dos et en attirant sa bouche vers la sienne…

L'ŒIL DU SPÉCIALISTE

Annette est une femme de caractère. Le sexe est important pour elle et pour son couple. Elle fait confiance à Charles pour l'entraîner, même quand elle est moins motivée. Charles, lui, est un grand caresseur qui

aime et connaît le corps de sa femme. Les préliminaires sont tout aussi importants que la pénétration pour eux...
Bravo à tous les deux ! Ils ne se prennent pas la tête, sont concentrés sur la sensation sans se crisper plus que de raison, et vont à leur rythme. L'un et l'autre savent expirer profondément pour canaliser leur excitation sexuelle pendant les préliminaires, prête à exploser à tout moment. Ils jouent avec le feu.

Quelques chiffres

1 femme sur 2 aimerait que les préliminaires durent plus longtemps.

Tout cela pose la question de savoir comment bien entamer une relation sexuelle.

Un principe : déclencher l'excitation sexuelle

Les préliminaires servent avant tout à se faire du bien et accessoirement autant à créer du lien qu'à conditionner deux sexes pour éprouver un maximum de plaisir. Les préliminaires sexuels, c'est un peu comme lorsqu'on va prendre l'apéro chez des amis. On y pense, on anticipe, sauf à faire une visite surprise. On est tout à la joie de la préparation : se doucher, se parer... La seule différence, c'est que le cadeau, c'est vous ! Rien ne presse pour passer à table, au contraire, l'appétit n'en sera que plus grand... même si à trop prolonger, on risque de ne plus avoir faim. Par ailleurs, tout comme un sportif ne se lancerait pas sur la piste pour un 110 mètres haies sans s'échauffer, il ne viendrait à l'idée de personne de pénétrer sa partenaire sans un minimum de préliminaires. Aucune pénétration n'est concevable tant que les deux partenaires ne sont pas correctement lubrifiés... Simple politesse des corps.

Les préliminaires consistent à chauffer deux corps en recherche de volupté en alternant intensité, rythme et synchronisation des stimulations jusqu'à réveiller des émotions et des sentiments agréables. Ce cocktail de sensualité fait monter l'excitation sexuelle. Tout le corps et tous les sens sont sollicités pour y parvenir. Un toucher érotique de type effleurage excitera une toute petite surface (un mamelon, le gland, l'anus, les lèvres). Un toucher « caresse » ira de la nuque aux pieds *via* des contacts plus ou moins légers et des stations-palpations enveloppantes. Pour terminer par un pétrissage des parties les plus charnues, une fois les corps bien excités. N'oublions pas que les préliminaires peuvent réserver leur lot de surprises : une zone aussi anodine qu'un lobe d'oreille peut ainsi se révéler hautement érogène, un pétrissage de fesses ou de cuisses insupportable de volupté. Même l'anus, pour les adeptes, peut se révéler très sensible, ne serait-ce qu'à la marge anale.

En fait, l'imagination et nos sens opèrent, tout comme les baisers, et jusqu'à la respiration et la voix dans l'expression du plaisir.

Au final, coït ou pas, orgasme ou pas, une véritable intimité s'est créée, qu'elle soit érotique, amoureuse, pleine d'amitié pour certains, spirituelle pour d'autres... Un renforcement du lien, autrement plus charnel que de regarder un film porno et de se soulager manuellement en solo, très agréable par ailleurs. Sans compter que les préliminaires laissent le temps au partenaire de se conditionner, de réveiller son désir et de rattraper le vôtre.

Les préliminaires sexuels, c'est aussi la possibilité de jouir si on le souhaite avant même le coït.

Les préliminaires amoureux sont un acte sexuel en soi, une découverte de soi et de l'autre. L'orgasme n'est pas le seul objectif, pas plus que le coït. Tout dépend du temps, de l'état d'esprit, de l'attente de l'autre, de son degré de désir et/ou de fatigue.

Résumé

Entamer les préliminaires sexuels, c'est décider de se donner du temps et du plaisir pour soi, d'en recevoir et d'en donner à l'autre sans retenue, sans complexe et sans calcul, dans une disponibilité absolue et dans la confiance. Cela réclame un temps de découverte puis une bonne connaissance de l'autre pour ne pas déborder ou négliger ce qui lui fait du bien ou pas. C'est aussi guider et se laisser guider...

Dans les préliminaires, on est deux

Déclencher une lubrification qui facilitera la pénétration, accueillir la main, la langue et le sexe de l'autre et s'abandonner dans la volupté bien avant de jouir, c'est déjà une fête en soi et se préparer au coït dans les meilleures conditions.

Quelques règles vous aideront à améliorer vos préliminaires.

1er conseil avant de faire l'amour avec un nouveau partenaire

Il n'y a que des intérêts à échanger sur le ton de la confidence et avec beaucoup d'humour sur vos goûts, vos habitudes, ce que vous détestez ou ce que vous n'avez jamais osé faire. Les gens se lâchent davantage sur les sites de rencontres, faisant ainsi monter le désir entre eux et l'impatience de se voir. Pourquoi ne le feriez-vous pas en dévoilant simplement une part de vos fantasmes et vos appréhensions ? Si cela demande une certaine maturité, de l'expérience et du recul, cela peut donner à chacun des idées, le rassurer et permettre de partir d'une base minimale commune que vous enrichirez au fur et à mesure de vos rencontres érotiques, histoire d'éviter les mauvaises surprises du genre : « Aïe, tu me fais mal ! Tu sais que t'es un vrai malade ! Retire ton doigt de mon cul, espèce de pervers ! » Je vous déconseille en revanche de parler de vos expériences avec vos ex, surtout si la liste est longue ou vos conclusions flatteuses. La découverte sur le moment a aussi ses vertus.

2e conseil : mettez toutes les chances de votre côté

Pas de vessie pleine et encore moins de côlon rempli si vous décidez d'explorer cette zone. Une hygiène impeccable dans tous les coins et recoins vaut autant qu'une épilation (au goût de chacun) et gare au cocktail d'odeurs mélangeant le sale et le trop parfumé (déodorant, lait de corps, eau de toilette, etc.).

Choisissez un endroit agréable, douillet, calme et isolé, à moins d'y trouver une source d'excitation, de faire ça en cachette dans un parc public ou un parking souterrain, à vos risques et périls.

Assurez-vous que côté contraception, tout est au clair et qu'il ne vous restera plus qu'à enfiler votre protection en caoutchouc de la façon la plus discrète possible ou à deux sur un mode ludique. Quant à la mode qui revient en force – « Sans caoutchouc, sans pilule » –, être inconscient et irresponsable est hélas à la portée de tous, avec, à la clé, une flambée de toutes les maladies vénériennes, des résistances médicamenteuses et un nombre d'IVG qui stagne.

3e conseil : tout le monde met la main à la pâte

Pas question qu'un des deux protagonistes fasse le chat sur le dos, se laissant gratter, pattes en l'air, durant tous les préliminaires, au détriment de l'autre. C'est justement l'alternance qui donne des idées et enrichit le débat !

Pour éviter de vous endormir et parce que c'est bon pour l'excitation sexuelle, une seule règle : mobilisez vos deux corps en permanence ; ondulez lentement et pensez à bien respirer et à varier en intensité et en rythme vos caresses. Et si votre partenaire prend toutes les caresses en oubliant de les rendre, cessez de le caresser en plein milieu d'un moment de volupté. Il comprendra. Ça doit être du gagnant-gagnant !

4e conseil : élargissez votre terrain de jeu érotique au maximum

Messieurs, de grâce, ne ciblez pas d'emblée et exclusivement ses seins et son sexe. Ne tombez pas dans la facilité. Soyez un amant exceptionnel en défrichant des petits lopins de peau qu'elle-même ignorait.

Pareil pour vous, mesdames, mais pour le coup, je vous conseille de commencer par le sexe. Cela rassurera votre partenaire et sera tout bénéfice pour vous. Puis élargissez votre exploration à d'autres territoires (tête, oreilles, cou, dos, reins, plis du coude, poignets, pieds, chevilles, plis des genoux, entrejambe, fesses...).

Devenez tous les deux de vrais aventuriers. Ne négligez aucun territoire. De l'audace ! Vous ne serez déçu ni l'un, ni l'autre et vous serez surpris de ce que la pudeur de chacun autorise quand c'est bien fait.

5e conseil : prêtez un maximum d'attention à ce que vous faites

Parlons pleine conscience dans l'ici et le maintenant. Les Américains appellent cela le *slow sex*. **Cette occidentalisation d'une pratique ancestrale qu'on retrouve dans le taoïsme et le tantrisme consiste à pratiquer une sexualité plus lente, plus sensuelle, fondée moins sur la pulsion et la performance sexuelle que sur le plaisir d'être avec l'autre, pleinement connecté à ses sensations et à ses émotions.** Terminé la prise de tête avec la notion de performance. Bienvenu au voyage à deux de façon sensuelle, partagée, imaginative, en étant attentif à son propre ressenti et à celui de son partenaire.

En d'autres termes, au lieu de rechercher la montée rapide de l'excitation vers l'orgasme, observez et goûtez les réactions de votre corps... Soyez égocentré autant que vous êtes attentif à ce que vous donnez à votre partenaire. Vous ne lui ferez pas de meilleur cadeau et ne lui démontrerez pas meilleur talent d'amant qu'en vous abandonnant à ses caresses, à ses baisers voluptueux, à ses léchages gourmands, etc. Vous éviterez également ainsi bien des pannes sexuelles par manque de préparatifs, absence de lubrification, une trop forte stimulation qui fait jouir trop vite et éjaculer prématurément ou perdre sa rigidité et empêcher toute pénétration. Vite pénétrer pour se rassurer, mauvaise pioche… Encore qu'un p'tit coup vite fait une fois de temps en temps… Le *slow sex* du 3e et du 4e âge est une magnifique approche pour jouir dans la tête quand le sexe ne suit plus aussi bien… Rien de spirituel, mais une « sextase » qui fait tellement de bien qu'on en oublie ses défaillances.

Résumé
Ne confondez pas slow sex et faire l'escargot car sinon vous courez le risque qu'il ou elle s'endorme. Entre précipitation et excès de lenteur, il y a une marge ! Le mieux est donc de régler la musique à deux et de concert.

À vous de jouer !

Si vous êtes débutant et ignorant dans l'art érotique, lisez sans complexe et sans tabou de la littérature érotique et regardez quelques films érotiques. Vous y trouverez de belles idées de préliminaires…

DU RYTHME

Comment s'y prendre pour amener l'excitation jusqu'à l'orgasme ou de l'importance du rythme.

Étude de cas

Grégory a toujours été un homme pressé. Il ne sait rien faire lentement. Son maître mot: « Aussitôt dit, aussitôt fait. » Agir autrement, selon lui, c'est être mou et inefficace. Dans sa famille, ils sont comme ça de père en fils. Agir autrement serait insupportable, contre-nature, même si cela lui a déjà valu deux accidents de voiture et un retrait de permis de conduire. En voiture, dans les embouteillages, il devient fou. Il parle vite, fort et cela peut vite monter. Ne lui demandez pas non plus de rester deux heures à table ni de se délecter des heures de la lecture d'un livre ou de se poser en extase devant un paysage pour méditer. C'est tout simplement impossible, sauf à regarder *Koh-Lanta*, parce que là, il bouillonne. Traîner au lit quand on peut faire tant de choses, non merci également. Et quand il boit un vin, il l'avale direct et le goûte après! Enfin, vous ne l'emmènerez jamais en ville pour flâner et faire du lèche-vitrines. D'ailleurs, il marche toujours comme s'il allait rater son train: le pas court et nerveux, le regard tendu et le tronc penché en avant comme s'il devait couper la ligne d'arrivée avant les autres. Quand il

a un souci, il l'aborde comme un défi, en gueulant. Il est sanguin, il le sait, mais il a le cœur sur la main. Ses colères retombent aussi vite qu'elles montent.
En amour, avec les femmes, il agit comme au foot : il va droit au but. Faire des chichis et des préliminaires, aucun intérêt selon lui. Les mots sensualité, douceur, lenteur, faire une pause, ce n'est pas son truc. S'il se masturbe, c'est vite fait sous la douche pour libérer les tensions de la journée.
En fait, Grégory n'a pas eu de copine depuis longtemps et il en souffre. Alors, faute d'amour, il va se décharger auprès des prostituées. Sauf que là, il n'arrive pas à bander. Gentilles, elles l'écoutent patiemment. Cela ne vous surprendra peut-être pas si je vous dis que Grégory est un éjaculateur précoce qui s'ignore.

L'ŒIL DU SPÉCIALISTE

Grégory est un homme pressé, impulsif, colérique et nerveux. C'est de famille. Il aurait été étonnant que son tempérament n'ait pas des conséquences dans sa vie sociale et professionnelle et sur sa sexualité (éjaculation précoce, trouble de l'érection, capacité à séduire limitée). Il fait partie de cette catégorie d'hommes énergiques et opérationnels pour lesquels le temps, c'est de l'argent, et la vie, un combat permanent. Tout le reste n'est que fariboles et perte de temps.
Grégory doit comprendre que ce qu'il prend pour une qualité, être énergique et efficace, ne présente pas que des avantages. Outre qu'il a le profil type du candidat à avoir un accident cardio-vasculaire à cause du stress, il se prive de bien des plaisirs que seule apporte la conscience du moment présent. Il devrait apprendre à maîtriser la montée de son excitation sexuelle et à retarder le moment d'éjaculer, prendre le temps

de caresser, d'embrasser de façon langoureuse, et découvrir d'autres formes de volupté qu'une simple décharge sexuelle. Bref, il ferait bien de méditer sur l'éloge de la lenteur.
Grégory est un garçon sympathique ; ses journées doivent être éreintantes. Rien que de lire son tempérament, on est épuisé !

Quelques chiffres

Nombre de dysfonctions sexuelles découlent en partie d'une mauvaise utilisation des lois du corps pendant le coït. Il en existe 3, dont le rythme, qui arrive en première position.

Tout cela pose la question de l'art de jouer sur les rythmes pour gérer la montée de son excitation sexuelle.

Un principe : une excitation sexuelle en rythme

Le mouvement, c'est la vie… mais aussi une question de mesure et de contrôle.

Une fois l'excitation sexuelle déclenchée, le projet consiste à la conduire jusqu'à l'orgasme en la pilotant à sa main autant que possible, une performance d'autant plus remarquable qu'on parle d'un réflexe *a priori* incontrôlable. Nous avons en fait un pouvoir de contrôle relatif sur elle.

On parvient au résultat voulu en jouant sur trois lois que sont le rythme, la tonicité et l'amplitude du corps, auxquelles nous ajouterons la gestion de la respiration.

Le coït

En matière de relation sexuelle, la vitesse ou un excès de lenteur ne sont pas un gage de succès, pas plus que le statisme.

• Aller vite dans le mouvement de votre bassin, c'est en effet la garantie de ne pas avoir le temps de ressentir. C'est prendre le risque de ne plus savoir où on en est et de jouir prématurément.

• Mobiliser trop lentement les mouvements de son bassin, c'est risquer de perdre son excitation et de ne pas pouvoir la faire monter suffisamment pour jouir, voire d'endormir son partenaire.

Moduler les rythmes du mouvement du bassin et des caresses, pour chacun des partenaires, c'est faire frémir cette excitation autour d'une ligne d'équilibre dont on doit rester maître. Ralentir ou s'immobiliser une fraction de seconde, c'est calmer le jeu, tout en maintenant son excitation, mais c'est aussi l'occasion de mieux écouter la tension dans son corps et de percevoir celle de son partenaire pour repartir en rythme et en pleine conscience, toujours dans la volupté. En revanche, faire monter son excitation sexuelle d'une traite tout droit vers les sommets, c'est comme d'avaler d'un coup un grand vin. Dans ce cas, pas besoin de jouer avec les rythmes des mouvements du bassin. Un seul rythme compte : aller de plus en plus vite. L'objectif est affiché : décharger le plus vite possible !

Preuve s'il en est que la sexualité n'est pas naturelle, moduler son excitation sexuelle est un choix. C'est prévenir, anticiper et corriger à temps tout risque pour l'homme d'éjaculer prématurément, de ne pas parvenir à éjaculer ou de perdre son érection et, pour la femme, de perdre sa lubrification et de ne pas jouir. **Gérer chacun la montée de son excitation sexuelle en jouant sur les rythmes, c'est mettre deux énergies en harmonie, bien loin du chacun pour soi.**

Les caresses

Il en va de même pour les caresses : on doit apprendre à devenir maître de ses caresses en variant leur rythme sur n'importe quelle partie du corps, en particulier sur des zones hautement érogènes, et ce même quand la main est remplacée par une fellation ou un cunnilingus. Jouer sur la variation des rythmes est un must érotique indéniable.

En voiture, maîtriser sa vitesse, c'est alterner accélérations, ralentissements, freinages et redémarrages. Bien fait, cela permet au passager de se laisser aller en confiance et de jouir du plaisir d'être conduit sans avoir peur et frôler à tout moment l'accident. En matière de relation sexuelle, même si cela semble évident, il est bon de rappeler qu'alterner rapidité, pauses et lenteur, c'est jouer sur la fonction de plaisir pour soi et pour l'autre avant de passer à la nécessaire accélération des mouvements du bassin et de tout le corps. Nous verrons dans les deux prochains chapitres comment synchroniser tout cela avec la tonicité, l'utilisation de tout son espace corporel et la respiration.

Résumé

« Doucement, je suis pressé », disait Talleyrand. Il est bien connu que dans la vie en général, la précipitation n'est gage ni de succès ni de qualité. Les vrais montagnards le savent : marcher à son pas après avoir trouvé son rythme permet d'atteindre les sommets les plus élevés...

Moduler le rythme du jeu érotique en pleine conscience

Quand vous aurez pris goût à jouer sur le rythme des mouvements de votre bassin et de vos caresses, vous aurez déjà radicalement modifié votre relation à l'érotisme et à la sensualité.

1er conseil : variez les rythmes en pleine conscience
Focalisez-vous sur les sensations de votre sexe en particulier et apprenez à observer les réactions de votre partenaire. Notez l'effet des variations de rythme du mouvement de votre bassin et de vos caresses sur votre excitation (picotements, chaleur, gonflement, rigidité, lubrification, imminence à jouir) et la sienne. Faites-le en pleine conscience, loin des pensées parasites, dans l'ici et le maintenant.

2e conseil : ne faites plus jamais l'amour chrono à la main
Faire l'amour, c'est l'occasion de quitter le monde de la performance pour s'offrir le luxe de batifoler, quitte à accélérer le pas et pourquoi pas à piquer un sprint pour le final ! Une fois encore, un petit coup rapide, ça ne fait pas de mal de temps en temps, mais ça ne doit pas être une habitude.
Pour en revenir à Grégory, je lui conseille d'apprendre à moduler les rythmes dans sa vie, dans sa façon de manger et bien sûr dans sa façon de faire l'amour.

Résumé

Une fois l'excitation sexuelle déclenchée, n'oubliez pas que c'est tout un art de la conduire à l'orgasme. Rien de tel que de se mettre à son rythme, puis de se caler à deux en rythme.

À vous de jouer!

La prochaine fois que vous ferez l'amour (ou que vous vous auto-stimulerez), pensez «rythme» et amusez-vous à moduler vos mouvements de bassin et vos caresses.

TONICITÉ,
FLUIDITÉ

Comment s'y prendre pour amener l'excitation jusqu'à l'orgasme ou de l'importance de la tonicité.

Étude de cas

Empalée à califourchon sur le sexe de Romuald, la pauvre Karine parvient péniblement à rester droite. Elle doit s'accrocher à la tête de lit pour ne pas être désarçonnée. Elle serre les dents, les fesses et les cuisses pour ne pas basculer à terre. « Il va bien finir par se calmer. » Romuald soulève avec force son bassin, se tend et se détend avec rage tout en pétrissant ses seins et ses fesses ; tel un bûcheron, il pousse à chaque coup de bassin des râles à faire peur à un cerf en rut. Tout son corps se raidit en arc de cercle, secouant sa partenaire comme un fétu de paille. La pauvre Karine manque de passer cul par-dessus tête, mais elle s'accroche, telle une cavalière en survie couchée sur l'encolure de sa « monture ». Elle n'a plus la force de se redresser. Imaginez-vous faisant l'amour dans un tambour de machine à laver ! Eh bien, c'est un peu ça.

Enfin arrive le râle final du mâle ! Le calme après la tempête. L'épreuve est terminée. Romuald, tout en sueur, est déclaré vainqueur. Faut dire qu'il était seul en piste.

Karine est furieuse. Cette façon de faire l'amour ne lui convient absolument pas. S'il a cru l'impressionner, il a tout faux. Jacques, le précédent garçon avec qui elle est sortie un an, avait au moins cette qualité de savoir la piloter jusqu'à l'orgasme tout en finesse. Ses accélérations suivies de ralentissements, ses coups de reins longs et puissants puis légers comme une plume faisaient merveille. Un régal. Dommage que point de vue conversation, ça ne suivait pas.

L'ŒIL DU SPÉCIALISTE

Romuald a tout faux s'il croit impressionner Karine. Sans doute a-t-il trop regardé de westerns ou de rodéos. Résultat, il fait l'amour tout en force, obligeant Karine à se tendre elle aussi pour ne pas passer cul par-dessus tête. Finalement, ni l'un ni l'autre ne savent où ils en sont au point de vue montée de leur excitation sexuelle : en ce qui le concerne, il a éjaculé quand c'est venu ; quant à elle, elle n'a même pas joui. Sans compter le risque de blessures.

Il mériterait que Karine le recadre en lui disant qu'elle n'est pas fan d'équitation.

Quelques chiffres

Nombre de dysfonctions sexuelles découlent en partie d'une mauvaise utilisation des lois du corps pendant le coït. Il en existe 3.

Nous venons de parler de la première, le rythme.

La tonicité est la deuxième.

Tout cela pose la question de savoir comment trouver la bonne tonicité pour faire l'amour.

Un principe : souplesse et tonicité

De la pêche à la mouche au fouet

Les arabesques d'un fil de canne à pêche à la mouche, les sinuosités d'un fouet dans l'air, les circonvolutions d'un lasso…, autant d'images pour illustrer la différence entre tonicité, inertie, rigidité et atonie.

Nous parlions dans le chapitre précédent de l'importance de moduler le rythme. Il en va de même pour le tonus musculaire. Cette deuxième loi majeure de l'art érotique permet de gérer au plus près son excitation sexuelle, en particulier dans le mouvement du bassin pendant le coït, mais aussi pendant les caresses.

Nous n'avons généralement pas conscience de l'infinie gamme de tensions musculaires que nous sommes capables de décliner dans nos gestes quotidiens, habitués que nous sommes à réfléchir en noir et blanc ! C'est qu'entre l'hypertonie (à ne pas confondre avec la rigidité cadavérique où il est inutile de chercher la moindre trace d'excitation sexuelle) et l'hypotonie (style chamallow), l'acte sexuel réclame souplesse dans l'engagement physique et un minimum d'intensité qui se règle en fonction de ce qu'on attend : déclencher, faire durer ou finaliser l'excitation sexuelle.

La tonicité des muscles du périnée (releveurs de l'anus, muscles autour du vagin...), **des fesses, des cuisses, du ventre contribue énormément à la qualité des sensations éprouvées dans le bassin au cours de l'excitation.**

De l'hypertonicité à l'hypotonie musculaire

L'hypertonie musculaire d'une seule partie du corps, comme les fesses par exemple, donne l'illusion qu'on donne de la force et que cette force augmentera le plaisir. En fait, c'**est l'antithèse de ce qu'il convient de faire.** Il faut de la tonicité certes, mais le problème c'est que l'hypertonie fait tache d'huile et s'étend à tout le corps. Du coup, c'est contre-productif en termes de vasocongestion du périnée, nécessaire au gonflement des organes génitaux.

Trop de tensions musculaires empêchent de sentir ce qui se passe dans la racine du pénis, du vagin, du ventre... C'est un peu comme quand on vous serre la main en vous la broyant : aucun plaisir, ça fait juste mal. Autre exemple : si vous vous crispez sur la barre d'un voilier, bordez trop ses voiles, le bateau est bridé et avance moins vite ; mais si vous barrez avec fermeté, mais tout en souplesse, il flirte avec les vagues, joue avec le vent dans les voiles et accélère.

Une tension musculaire excessive du corps peut empêcher ou précipiter l'éjaculation, voire diminuer l'érection, étouffer l'orgasme et éteindre la jouissance dans l'œuf. L'hypertonie des muscles du périnée empêche en fait l'afflux de sang dans les organes génitaux et bloque la vasocongestion du pénis et du clitoris. Pire, elle bloque la respiration dont nous allons étudier dans le prochain chapitre le rôle primordial. En revanche, une bonne tonicité est nécessaire et donne le petit coup de pouce final pour jouir.

Pareil pour l'hypotonie musculaire. Le corps est tellement mou qu'il s'effondre et s'enroule sur lui-même, sans compter que l'ensemble n'a rien d'excitant ni à regarder ni à palper et que cela ne donne pas envie de faire l'amour. Ça risque en plus de faire « flop » en termes de vasocongestion.

Souplesse des caresses et fluidité coïtale

Mieux vaut donc faire l'amour en souplesse, ce qui ne veut pas dire sans fermeté. Une tonicité musculaire, sans excès, en pleine conscience, bien modulée, toute de fluidité, permet au flux sanguin de bien remplir le périnée et les zones génitales et donc de canaliser l'excitation sexuelle. De plus, elle procure des sensations agréables.

Pareil pour le toucher érotique, que ce soit les caresses du sexe ou de tout le corps pendant les préliminaires : il est important de varier l'intensité du toucher en alternant une main légère et une main plus expressive pour offrir à son partenaire toute une gamme de nuances au niveau des sensations.

Résumé

La modulation de la tonicité musculaire ne joue pas que sur votre excitation sexuelle : elle joue sur celle de votre partenaire.

La tonicité est à la fluidité ce que l'hypertonie est à la raideur ou l'hypotonie à la mollesse : le pire ou le meilleur.

Fluide et souple dans le bon tonus

Homme ou femme, vous avez tout à gagner, une fois de plus, à jouer et à moduler les impulsions de votre bassin.

1er conseil : soyez maître des muscles de votre périnée

Apprenez et entraînez-vous à dissocier les muscles des fesses des muscles périvaginaux (ou de ceux en arrière du scrotum pour les hommes) en les contractant-décontractant. Faites-le sans crisper tout votre corps ni verrouiller votre bassin et encore moins en bloquant votre respiration. Quelques séances auprès d'un kiné ou d'une sage-femme périnéologue peuvent vous être d'un grand secours.

Vous devez arriver à garder votre périnée tonique et suffisamment souple ainsi qu'à varier en rythme et en intensité. Quand vous serez devenu champion dans cet exercice, vous essayerez de « monter » votre périnée dans votre ventre comme si vous l'aspiriez... Ça devient subtil, mais c'est tellement efficace et bien perçu par le partenaire que cela vaut la peine de s'entraîner.

2e conseil : la masturbation comme prescription médicale !

Au cours de la masturbation, la plupart des gens, au fur et à mesure que la stimulation fait monter l'excitation sexuelle, ont tendance à tendre les jambes puis tout le corps et parfois même à s'arc-bouter. Ce sont des habitudes qu'on a ensuite tendance à reproduire pendant le coït, croyant, à tort, mieux pouvoir se retenir et parvenir à l'orgasme. C'est faux. Efficace pour faire monter l'excitation sexuelle, cela perturbe l'érection, la lubrification, l'éjaculation et/ou l'orgasme. Essayez plutôt de vous auto-stimuler en ondulant légèrement du bassin et des épaules, avec différents rythmes et tonicités de la main.

3e conseil pour les caresses

Même chose pour la souplesse et la légèreté que vous mettez dans les caresses du reste du corps : amusez-vous à effleurer toutes les parties du corps de votre partenaire (clitoris, mamelon, lèvres, pénis, mais aussi dos, ventre, etc.) avec la pulpe de vos doigts puis avec le plat de votre main en la glissant sur de plus larges surfaces, puis palpez du plat de la même main des zones précises, sous forme de pompages, comme si vous recherchiez un effet ventouse en créant un creux avec votre paume ; enfin, jouez du pétrissage sur des surfaces bien en chair (fesses, dos, région lombaire, cuisses, seins). Cet enchaînement de touchers d'intensité variable correspond aux différents degrés d'excitation sexuelle que vous cherchez à canaliser. Ayez une main souple, tonique, légère et pleine. Il n'y a pas que le bassin. Cette compétence s'acquiert avec le temps et la pratique.

Résumé

Que ce soit pour la séduction, pendant les préliminaires ou pour faire l'amour, la crispation ou la mollesse ne sont pas de bons alliés. Même chose dans la vie d'ailleurs. Être souple et tonique, mais rigide du pénis… Tout un programme !

À vous de jouer !

La prochaine fois que vous vous exciterez seul ou que vous ferez l'amour avec votre partenaire, pensez rythme et tonicité et amusez-vous à les additionner pour moduler votre excitation sexuelle.

RESPIRER
ET OCCUPER
SON ESPACE

Comment s'y prendre pour amener l'excitation jusqu'à l'orgasme ou de l'importance de bien gérer son espace sexuel et de bien respirer.

Étude de cas

Quand Adriana fait l'amour avec Nicolas, elle n'a qu'une obsession : jouir bien sûr, mais surtout ne pas réveiller les enfants ! Qu'ils n'aillent surtout pas s'imaginer des choses ! C'est que le sommier est tellement bruyant. Il couine au moindre mouvement.
Du coup, Adriana s'interdit de bouger sous les caresses de Nicolas. Et quand l'excitation l'emporte, elle s'interdit de respirer trop fort et de s'agiter comme lui commande son corps. Déjà qu'elle n'est pas d'une nature à s'extérioriser ! Même vis-à-vis de Nicolas, elle reste pudique. Elle a toujours craint qu'en se lâchant devant lui, il s'imagine des choses sur son passé… Qu'elle couchait facilement par exemple. Une seule fois, avec un ex, elle s'est laissée aller. Ça a été plus fort qu'elle.
En cet instant précis, Adriana sent la respiration de Nicolas qui s'accélère dans son dos ; son bassin à lui la secoue de plus en plus fort tandis que ses mains pétrissent ses seins. Elle aussi est sur le point de jouir. Soudain, une onde de plaisir et

de chaleur envahit son ventre. Son sexe se spasme. Mais elle se tend de tout son corps, serre les lèvres et retient son souffle pour ne surtout pas laisser échapper le moindre son de sa bouche, épaules enroulées, et ses cuisses serrant le sexe de Nicolas. Pas un souffle, pas un mot. Opération camouflage réussie. Elle a joui, mais avec la sensation que son orgasme n'était pas complet. C'est agréable, mais quelque chose ne s'est pas totalement libéré. C'est comme cela que Nicolas et elle font l'amour depuis onze ans. C'est que leur aîné a 11 ans et qu'il dort dans la chambre voisine.
Cocasse et dommage quand on sait qu'ils se sont offert un lit de deux mètres de large. Le vendeur a dû s'imaginer des choses. Elle en était gênée. S'il savait qu'ils font l'amour en cuillère sur la surface d'un timbre-poste! En plus, Adriana a horreur de mettre le lit sens dessus dessous et ne supporte pas la moindre tache sans se sentir obligée de changer les draps… des draps de plus de deux mètres de large infernaux à repasser.

L'ŒIL DU SPÉCIALISTE

C'est sûr que si Adriana partait en retraite avec Nicolas dans un couvent, elle ne dérangerait pas l'ordre monastique, si, par mégarde, ils faisaient l'amour. Pas plus qu'elle ne risque de réveiller les voisins quand ils font l'amour les fenêtres ouvertes en été.
Par gêne, par pudeur et à présent par habitude, Adriana ne se lâche pas et ne fait pas l'amour en pleine conscience. De plus, comme elle est en hypertonie, immobile et en apnée, elle ampute sa jouissance et décapite son orgasme. Elle est trop occupée à ne pas réveiller les enfants. Adriana serait bien inspirée de tester son grand lit dans toutes ses diagonales et d'y mettre un peu de désordre.

Quelques chiffres

Nombre de dysfonctions sexuelles découlent en partie d'une mauvaise utilisation des lois du corps pendant le coït. Il en existe 3. Nous venons de parler du rythme et de la tonicité, les deux premières. Gérer son espace corporel et sa respiration abdominale est la troisième.

Tout cela pose la question de savoir comment occuper l'espace pour faire l'amour sans s'asphyxier et en jouant de tout son corps.

Un principe : ouvrir son corps et respirer

Qui oserait prétendre qu'en sport, en danse, pour chanter ou jouer sur scène, il ne faut pas se redresser, utiliser sa colonne d'air du bas-ventre jusqu'à la bouche ? C'est pareil en matière de sexualité.

L'espace corporel

Espace corporel et émotions

Quand on ne veut pas gêner, quand on souhaite passer inaperçu, quand on a honte ou quand la douleur prend le dessus, on a tendance à se replier sur soi, à s'enrouler et à occuper le moins d'espace possible. On respire *a minima*, les gestes sont étriqués, le thorax se creuse, les épaules s'enroulent et les fesses se serrent. Pareil quand on a peur, qu'on est timide ou pudique. Tout suit : les poings se serrent, les genoux, les jambes se plient, etc. En un mot, on réduit tellement son espace corporel et on bloque tellement sa respiration que l'inconfort est total, sans compter qu'on ne se met pas en valeur dans une telle attitude, par définition anti-séductrice.

Espace corporel limité ou ouvert

Dans une telle attitude fermée (espace corporel), contractée (tonicité maximale) et figée (rythme zéro), la respiration ne peut pas être optimale. Le mouvement de gonflement-dégonflement du ventre qui accompagne normalement l'inspiration et l'expiration devient difficile, voire disparaît. D'ailleurs, les sujets émotifs ou anxieux ne respirent souvent qu'avec le haut du corps et superficiellement, d'où la consigne qui leur est donnée quand le stress monte de faire des inspirations suivies de très longues expirations. Plus on serre les lèvres et on pince les narines et plus l'inconfort est absolu et l'essoufflement garanti, quand on ne risque pas l'asphyxie.

À l'inverse, pour exprimer sa joie ou sa fierté, que se passe-t-il ? Les gestes sont amples, les bras s'ouvrent et on crie, expire des mots d'enthousiasme. On se redresse, on porte son regard au-dessus de la ligne d'horizon. En un mot, on occupe son espace corporel.

Occuper son espace corporel en sexualité

Vouloir séduire, faire l'amour, c'est se déplacer tout en fluidité, bien redressé, la tête haute, bien calé dans son bassin et en respirant amplement. Ce qui est déjà appréciable dans le jeu de séduction se révèle indispensable pour faire l'amour. Ouvrir son corps tout de fluidité, bien respirer par le nez ou la bouche, en gonflant le ventre et inversement, est en effet une excellente manière de jouer sur son excitation sexuelle. S'agissant de sexualité, jouer de son espace corporel, c'est s'autoriser à bouger son corps dans la fluidité (sous réserve de ne pas avoir d'arthrose), à l'ouvrir aux caresses, à se déplacer devant l'autre sans gêne et avec fierté. C'est ne pas craindre son jugement, s'offrir à son regard, ouvrir son espace intime.

Peu importe les positions sexuelles qui vous passent par la tête du moment qu'elles prennent l'ampleur nécessaire et que la respiration est fluide, ample et rythmée, collant à l'inspiration du moment…

Ne pas occuper son espace corporel pendant les préliminaires et le coït, c'est serrer les jambes, les fesses, les cuisses, la bouche, bloquer sa respiration, s'enrouler sur soi, ne pas embrasser et repousser la main qui caresse en serrant ses cuisses. C'est se refuser du confort sexuel, fermer son vagin, serrer ses lèvres, bref, s'exposer le moins possible tout en voulant s'offrir. C'est l'opposé du jeu érotique et cela, une fois de plus, fragilise l'excitation sexuelle et la volupté qui devrait l'accompagner.

La respiration et bien plus…

Le souffle, c'est la vie! Gérer de façon optimale son excitation sexuelle implique de maîtriser sa respiration thoracique et abdominale (en ce sens que chaque fois que l'on gonfle les poumons, le ventre se gonfle et inversement). L'inspire et surtout l'expire se collent au rythme du bassin toujours dans plus de fluidité. Ou comment mouvoir son corps dans la fluidité synchrone à sa respiration et inversement, l'un n'allant pas sans l'autre et encore bien plus que ça: en inspirant, le bassin se creuse en arrière, les épaules s'ouvrent et le thorax et le ventre se gonflent; en expirant, les épaules, le thorax et le ventre se creusent, au rythme et avec l'intensité qu'on juge nécessaires en fonction de ce qu'on souhaite faire de son excitation sexuelle.

La respiration, pendant le coït, transforme la cage thoracique en soufflet de forge qui mobilise et oxygène les muscles, le cerveau, le périnée et le sexe. Synchrones au rythme et à la tonicité, la respiration et la totalité du corps, tels des métronomes parfaitement réglés, font varier l'excitation sexuelle.

Résumé

Une respiration de rapide à lente, de superficielle à profonde, de puissante à légère, pourvu qu'elle soit abdominale et thoracique et synchrone aux mouvements du bassin et des épaules, en jouant de surcroît sur au moins deux notes supplémentaires, la tonicité et le rythme, tout cela en harmonie avec le partenaire, voilà ce qu'il faut pour toucher au Graal de la physiologie érotique, même si nous avons tous le droit d'être imparfaits... et que nous avons toute la vie pour y parvenir.

Gérer son espace sexuel

Même l'utilisation que nous faisons de notre corps pour faire l'amour dépend de nos personnalités. Le timide ou le complexé n'utiliseront pas leur corps de la même façon que l'impulsif et le sanguin. L'anxieux gamberge et fait l'amour avec sa tête et se coupe de ses sensations, bloquant sa respiration et se contractant de partout, etc. Le sanguin et l'impulsif sonnent la charge et foncent, défoncent et se défoncent.

1er conseil : occupez votre espace corporel

Où que vous fassiez l'amour – dans la cave, au grenier, sur le canapé ou enroulé dans la couette – ouvrez votre corps, fluidifiez-le de la tête aux pieds et rythmez-le en synchronicité avec votre respiration. Il ne vous restera plus qu'à observer en conscience les signes de votre excitation sexuelle tout en goûtant la volupté qui les accompagne. À petite agitation corporelle coïtale, petite jouissance. Jouez donc le jeu sans complexe avant que d'autres n'occupent la place.

2e conseil : le porno n'est pas le meilleur modèle

Penser à bien expirer pendant le coït est aussi important que de penser à souffler dans le creux de son oreille « je t'aime ». De ce point de vue, les films pornos ne sont pas toujours le meilleur modèle à suivre vu qu'on ne donne ni le temps ni les moyens aux acteurs pornos de faire du qualitatif. En plus, on ne filme pas un acte sexuel complet, on le séquence. Du coup, les plans interrompent en permanence le bon déroulement de l'acte sexuel, ne reflétant pas du tout la réalité d'un enchaînement érotique.

Résumé

L'art érotique est tout sauf naturel. À vous de redécouvrir ses lois, de vous entraîner et de vous approprier quelque chose qui, à la base, paraît simple.

À vous de jouer !

La prochaine fois que vous vous exciterez seul ou que vous ferez l'amour avec votre partenaire, pensez rythme, tonicité, bascule du bassin et des épaules et expiration avec le ventre…

PLAISIRS SEXUELS

JOUIR
À DEUX

Comment utiliser le clitoris, le vagin, le pénis, l'anus ou autre chose pour jouir ?

Étude de cas

Il était une fois deux sœurs collées l'une à l'autre : miss Clito et dame Vagin. Un peu comme ces bonbons moitié menthe, moitié réglisse ; quand vous sucez l'un, forcément, vous léchez l'autre.
Sur le point de s'endormir, miss Clito voit s'approcher un étrange personnage. Impossible de le confondre avec un cornet à deux boules de glace vanille-fraise : sir Pénis par l'odeur alléché !
Miss Clito, par nature extravertie, émerge, rouge de confusion : « Sans mentir, sir Pénis, si votre ramage se rapporte à votre plumage, vous serez le Phénix de ce plumard et le roi de nos ébats. »
Sir Pénis lui tint à peu près ce langage :
« Eh ! bonjour miss Clito, mais navré, je m'en vais de ce pas direct chez dame Vagin.
— Quel dommage. Ben, vous y êtes. En espérant pour vous qu'elle sera bien lunée parce que quand sa famille d'Angleterre débarque, elle est d'une humeur massacrante. Je n'arrête pas de lui dire : "Colle-toi un post-it : *Indisponible ou mettre les formes*, pour qu'on sache." Moi c'est différent, j'adore voir

passer du monde. Ça me distrait, ça m'émoustille. Et si par bonheur on m'effleure, alors là, ça me met dans tous mes états. »

Dame Vagin, au trente-sixième dessous, avec son physique ingrat en doigt de gant retourné, est outrée de voir sa sœur s'afficher pareillement : « Vierge je suis et vierge je resterai, pour mon promis, mon élu, mon mari !

— Tu me fais rire avec ton histoire de virginité !, s'écrie miss Clito. Parce que tu crois que Marie n'a jamais été butinée par son Joseph ! Et le petit Jésus, il n'était pas si puceau que ça aux dernières nouvelles ! »

Seulement voilà, par mégarde ou par réflexe – allez savoir – sir Pénis effleure miss Clito qui se dresse aussitôt comme un « i », tout excitée, quand lui durcit et se gonfle tellement que son bout le chatouille sérieusement :

« Foutre, j'm'en vais quand même pas dégoupiller ici, en pleine nature.

— Manquerait plus que ça, sir Pénis, un peu de retenue que diable. On n'est pas des bêtes ! »

Quand soudain des cris : « Au secours, au secours, je me noie. »

Sir Pénis, pompier volontaire à la base, n'entend que son courage. Trempé, casqué, ganté et botté, il fonce tête baissée chez dame Vagin, déchirant au passage un rideau tout neuf de la porte d'entrée et vierge de toute effraction.

« Quelle idée de passer par cette porte, se dit miss Clito, quand celle de derrière était ouverte ; ça aurait été tout aussi efficace, moins risqué, plus discret et ça aurait fait moins de dégâts. Mais bon, on ne va pas en faire un fromage non plus. En plus, il paraît que ça se recoud facilement. »

« N'ayez crainte, dame Vagin. J'ai un CAP de plombier. Je

m'en vais colmater la fuite. En attendant, pompez, pompez, pompez autant que vous pouvez. »
« Encore un de ces plombiers qui t'entubent des tubes ronds dans des tubes carrés et te ramonent ta chaudière en moins de temps qu'il en faut pour le dire... se dit dame Vagin. Pomper sir Pénis ? Mais comment fait-on ?
— Serrez, aspirez, desserrez, essorez sans arrêter. »
Les premiers p'tits coups de burette passés, sir Pénis se donne à fond jusqu'à son dernier coup de reins. L'huile de coude gicla et dame Vagin cherra : « Oui, oui, oui, oui ! », continuant d'arroser à tout-va. Et sir Pénis de se retrouver trempé de la tête aux pieds et jusqu'à l'os…
« Ah, ben, c'est pas trop tôt ! On va enfin pouvoir dormir ! », entend-on.
— Oh, c'est mon voisin du rez-de-chaussée, sir Anus de Bergerac » dit, confuse, dame Vagin.
— Ne vous inquiétez pas, dame Vagin. Ce sont les joies de la copropriété ! En attendant, j'ai localisé la fuite… Ça vient du premier étage !
— Vous voulez dire que ça provient de chez dame Pipi de Vessicourt ? Mais c'est impossible et c'est dégoûtant.
— Vous ne le saviez peut-être pas, dame Vagin, mais vous logez chez la marquise de Puy Fontaine, bien connue pour être fontaine. Notre souci étant pour nous les hommes : Que va-t-on devenir une fois la fontaine tarie, quand la canicule aura sévi ? »
Et miss Clito de suggérer : « La prochaine fois, sœurette, il faudra penser à installer une serviette éponge si tu ne veux pas passer la panosse. »
Repu, vidé, le cache-col remonté, sir Pénis s'en est allé, comblé. Et dame Vagin de s'interroger : « Comment une si

petite chose a-t-elle pu gonfler, durcir à ce point et me faire autant de bien ? On est bien d'accord, petite sœur, dorénavant, c'est toi aux cymbales et moi au trombone. »
Moralité, mieux vaut se faire siphonner par un bon plombier plutôt que par un boucher !
(Extrait d'un sketch de stand-up, © François Parpaix, 2020.)

L'ŒIL DU SPÉCIALISTE

Aborder le plaisir sexuel dans sa dimension purement anatomique et physiologique est à la fois caricatural et très réaliste. On ne peut ignorer que le vagin et le clitoris ont destin lié, comme l'ont une serrure et la porte qui la supporte. Reste à glisser la clé. Et n'oublions pas qu'entre les deux se trouve la vessie et, en arrière, l'anus. Quant à la femme fontaine, elle est troublante tant pour elle-même que pour ses partenaires.

Quelques chiffres

- 65 % des femmes disent jouir régulièrement et 35 % très peu, rarement ou pas du tout.
- 1 femme sur 5 seulement jouirait par pénétration vaginale.
- 6 à 36 % des femmes seraient des femmes fontaines.
- 200 millions de femmes sont excisées dans le monde. On estime que 3 millions de filles et de jeunes femmes risquent de subir cette mutilation sexuelle par an, soit 8 200 par jour. 30 pays pratiquent encore l'excision.

Tout cela pose la question de la difficulté à jouir à deux, en particulier pour la femme.

Un principe : accéder à la jouissance sexuelle

- Avant d'être déifié par les féministes comme symbole de l'autonomie, de l'indépendance féminine et du plaisir féminin, le clitoris a été diabolisé. La femme devait, au nom de l'Église, n'en tirer aucun plaisir, l'acte sexuel ne devant servir qu'à procréer. Tout cela avait pour seul but de permettre aux hommes de garder le pouvoir sur les femmes, avec des conséquences dramatiques pour leur sexualité.
- À une époque pas si lointaine en Europe, le clitoris des petites filles était cautérisé pour les empêcher de se donner du plaisir.
- 125 000 femmes environ vivant en France sont excisées. Cette pratique désormais interdite peut être en partie corrigée par la chirurgie plastique.

Une physiologie du plaisir sexuel

Le plaisir sexuel est le fruit d'une conjonction anatomique et physiologique, à commencer par une bonne lubrification et une bonne rigidité pénienne, d'un environnement optimal et enfin de la capacité à se laisser aller psychologiquement. Seulement dans ces conditions, la décharge physique (éjaculation et spasmes vaginaux) et le feu d'artifice émotionnel de la jouissance surviennent.

En matière d'orgasme, la performance consiste à savoir moduler son excitation sexuelle. Le plaisir s'objective, une fois atteint le point de non-retour, par l'éjaculation ou les spasmes vaginaux et une sensation de volupté qui envahit tout le corps.

Une anatomie du plaisir

Revisitons les 3 principaux acteurs du plaisir sexuel.

• **Le clitoris est le seul organe sexuel féminin exclusivement dédié au plaisir.** Le petit bouton clitoridien n'est que le sommet de l'iceberg qui se cache sous les grandes et petites lèvres de la vulve. Il est l'équivalent embryologique du pénis et il se gonfle, comme lui, dès qu'il est stimulé. Il est ultrasensible au toucher, plus que le gland chez l'homme. Il est truffé de très nombreux capteurs superficiels sensibles aux frottements et très peu à la pression. Vous imaginez donc la délicatesse qu'il convient de déployer avec lui sous forme de frottements : de légers à moyens, circulaires, verticaux, avec un ou deux doigts ou avec la langue.

Si un clitoris se caresse, se frotte, certaines femmes ne réagissent que s'il est écrasé ou stimulé par vibration à l'aide d'un gode ou par le jet d'une pomme de douche ! Combien de femmes et d'hommes savent que ce qu'on voit du clitoris n'est que la partie accessible et émergée d'un tripode enfoui ? Le clitoris est plaqué contre la vessie, elle-même collée à la paroi antérieure du vagin. Toute modification du clitoris par le flux sanguin due à l'excitation peut entraîner une réaction de la vessie et obligatoirement du vagin avec lequel il est également en contact par ses racines.

Clitoris, vagin et vessie sont liés comme les trois doigts d'une main! Quand le clitoris se redresse, comme un « i », le vagin se gorge de sang comme une outre. Si les femmes ont une meilleure conscience de leur clitoris par rapport à leur vagin, c'est simplement parce qu'il est facilement accessible au doigt. Depuis longtemps, elles l'ont éduqué par auto-stimulation, le plus souvent par frottements légers et rapides, en hypertonie, jambes serrées; parfois par des caresses douces et lentes, jambes ouvertes et le bassin accompagnant le mouvement en expirant régulièrement; ou en l'écrasant avec tout le reste du sexe, à plat ventre, en apnée, tous les muscles contractés. À vous mesdames d'expliquer à vos futurs partenaires comment s'occuper correctement de votre clitoris, en commençant déjà, vous concernant, à ne pas vous mettre en hypertonie musculaire pour jouir.

• **Le vagin**, lui, avec son physique ingrat en doigt de gant retourné, **est sensible, moins dans le fond qu'à proximité de son orifice externe, *via* des récepteurs localisés dans l'épaisseur des muscles périvaginaux qui l'entourent.** Il ne l'est pas tant par des caresses et des frottements que par un jeu de serrement-desserrement des muscles contribuant, entre autres, à l'ouvrir et à le fermer. Les capteurs sont sensibles à un mécanisme de pression-étirement. Il vaut donc mieux apprendre à serrer-desserrer votre orifice vaginal plutôt que le frotter! **Si le clitoris donne le la, ne jetez pas aux orties votre vagin comme source de plaisir. Il contribue en effet lui aussi à la volupté et à l'orgasme.** Certaines femmes ont développé plus d'aptitudes que d'autres à en tirer profit. Elles sont plus sensibles au passage d'un doigt, du pénis, d'un gode qu'à la caresse du clitoris. C'est vrai qu'on a appris aux femmes à rééduquer leur plancher périnéal, à uriner et à déféquer sans forcer, mais qu'on ne leur a jamais rien dit sur l'art de jouir avec leur vagin !

• **Le pénis**, comme le clitoris, se raidit, se durcit et se gonfle par le remplissage de sang de deux étuis inextensibles et clos appelés corps caverneux, disposés comme un double canon de fusil. Il suffit de le frotter pour qu'il gonfle, en particulier au niveau du gland, mais aussi tout du long par le glissement du fourreau pénien sur les corps caverneux. Il est aussi sensible au serrement-desserrement du vagin sur lui qu'au frottement qui s'ensuit, tout comme à celui de la main, de la bouche, entre les seins, les cuisses, ou les fesses... Rien ne lui fait peur.

L'homme, comparé à la femme, ne peut pas multiplier les orgasmes à l'infini. Il lui faut un temps de récupération plus long au fil du nombre de décharges sexuelles, somme toute faibles, qu'il peut produire au cours d'une relation sexuelle. L'âge venant, ça ne va pas en s'améliorant. Ne vous laissez pas impressionner par les vantards ou par les héros des films pornographiques qui prétendent copuler et jouir six, sept fois, voire plus en un temps record.

Et le sexe anal ?

La pénétration anale (ou sodomie) est-elle une authentique source de plaisir ? Est-ce vraiment une attente des femmes ou un simple moment à passer pour ne pas décevoir ou encore une façon d'être à la page d'une mode popularisée par le porno quand ce n'est pas un mode de contraception et de préservation de la virginité ? Et que dire du tabou de la pénétration anale assimilée à l'homosexualité pour les hommes ? Le mystère reste entier.

On a le droit d'aimer ou de ne pas aimer la sodomie, que ce soit le simple frottement superficiel de l'anus ou le fait de se laisser glisser un doigt, un gode, un plug ou un pénis, comme on a le droit de ne pas aimer le cunnilingus, la fellation, le steak tartare et le beaujolais nouveau... pour des tas de raisons infondées. Pour les hommes, la sodomie, assimilée aux pratiques homosexuelles, est mal vécue car elle toucherait à la virilité (ce qui n'a strictement rien à voir et soulignons d'ailleurs qu'il y a des gays qui n'aiment pas être pénétrés). On touche là à quelque chose de constitutif de la nature masculine et d'irrationnel. Pareil pour la femme qui bien que portant dans son archétype sexuel la réceptivité vaginale, assimile souvent le jeu anal à quelque chose d'archaïque, de l'ordre de la bestialité !

Ceux qui refusent la pénétration anale ne sont pas plus anormaux que ses adeptes, perçus à tort comme des pervers. On peut vivre sans. Mais vous en trouverez toujours pour vous expliquer que vous ne savez pas ce que vous perdez et qu'essayer c'est l'adopter. À chacun son Nirvana et sa perception des choses.

Singularités orgasmiques

On peut ne pas jouir (ne pas avoir de plaisir) et pourtant éjaculer ou avoir des spasmes vaginaux. C'est important de le savoir en cas de douleur, de culpabilité, par honte, peur ou anxiété. Le plaisir est absent, mais la mécanique réflexe de l'excitation sexuelle s'est mise en route toute seule...

On peut aussi avoir eu beaucoup de plaisir à faire l'amour sans éjaculer ou sans spasmes du vagin. Par ailleurs, une femme peut s'exprimer bruyamment pour jouir, à réveiller le quartier, sans avoir la moindre excitation sexuelle ni aucun plaisir (tout au plus un certain enthousiasme, un certain talent de comédienne, bref une petite simulation ou une authentique émotion).

De même qu'il existe une grande confusion entre tomber amoureux et être excité sexuellement, il y a souvent une confusion entre le plaisir de la décharge mécanique physique (éjaculation, spasmes vaginaux, chaleur, frissons...) et la perception qu'on déduit de ce plaisir (volupté, joie, élan...).

Le plaisir sexuel s'apprend et se développe. Il faut faire ses gammes dans l'art de s'abandonner à jouir émotionnellement. Un tiers des femmes restent immobiles et silencieuses dans les bras de leur partenaire faute de rien ressentir, ou simulent le plaisir.

Il n'y a pas que les hommes qui sont en cause dans une absence d'orgasme, tant s'en faut. Et ce n'est pas parce qu'elle ne jouit pas, qu'elle n'en n'est pas moins heureuse d'être dans vos bras, et apprécie vos caresses et vos baisers... Croyez-la si elle vous le dit.

Résumé

La jouissance sexuelle cultive le lien amoureux, entretient le désir, renforce le système de défenses immunitaires, diminue le stress, facilite l'endormissement, etc.

Conduire est une chose, piloter en est une autre ! Vous l'avez compris, nos trois compères (je n'ai pas dit « trois petits cochons ») – le pénis, le clitoris et le vagin – sont faits pour s'entendre comme larrons en foire.

Les femmes ont autant à apprendre des hommes que l'inverse. À quand la parité orgasmique homme-femme ?

Optimiser le plaisir sexuel des deux partenaires

Si personne n'ignore que le clitoris est la pièce maîtresse du plaisir féminin, les femmes autant que les hommes méconnaissent l'anatomie génitale féminine.

1er conseil : lâchez prise en pleine conscience

Nombreuses sont celles qui voudraient jouir tout en gardant un contrôle absolu. C'est compréhensible. Mais, en fait, l'orgasme féminin met plus de temps à être maîtrisé que l'orgasme masculin. Rien ne presse. Ne vous focalisez pas sur le point G. Découvrez étape par étape le potentiel érogène de votre vagin.

Surprenez-vous à découvrir qu'une langue glissée dans le creux d'une oreille, des doigts dans les cheveux ou posés sur une nuque, un ventre caressé sont hautement excitants. Ils font autant d'effet qu'un doigt dans un vagin, complètent bien la stimulation du clitoris et permettent de souffler un peu pour ne pas jouir trop vite...

2e conseil : oubliez la taille du pénis

Harmoniser la montée de vos excitations sexuelles respectives passe plus par le dosage subtil de frottements, pressions, décompressions, serrements, desserrements des sexes que par la taille et le diamètre du pénis. Un petit pénis n'empêchera jamais une femme de jouir si elle sait jouer des muscles de son périnée, tout comme un long pénis n'est pas gage de sensations supplémentaires. Bref, un grand et gros pénis est bon pour le fantasme mais ne garantit pas le succès, surtout s'il manque la dimension intrusive ou « couillue » du partenaire. Vous pouvez être bien monté et être le meilleur des amants, certaines femmes ne jouiront pas et ce, quels que soient vos efforts.

3e conseil si la pénétration anale vous tente

Si c'est « non » pour vous, tenez-vous-en à votre décision. Il ou elle n'en mourra pas. Après tout, vous avez le droit de réserver votre fonction sphinctérienne anale aux pets, à la défécation ou à la coloscopie uniquement.

Si vous appréhendez le sexe anal, mais que vous avez quand même envie d'essayer, procédez par étapes. Vous pouvez commencer seul, tranquillement, en explorant votre marge anale au doigt puis l'intérieur avec du lubrifiant et un doigtier. De grâce, ne lâchez pas le sextoy si vous ne voulez pas vous retrouver aux urgences.

Si vous décidez de vous lancer à deux, faites-le en accord et en confiance. Vous l'avez compris, ce genre de fantaisie réclame beaucoup de doigté, de douceur et de délicatesse, ainsi qu'une protection et du lubrifiant pour la pénétration.

Une dernière fois, ce n'est pas mourir idiot que de ne pas avoir essayé dans sa vie, ni être pervers ou avoir changé d'orientation sexuelle que d'avoir essayé et d'y trouver un certain plaisir ou un plaisir certain.

4e conseil si vous êtes une femme fontaine

Pas de panique. Assumez et riez-en, mais anticipez plutôt que de tremper la literie ! Une ou deux serviettes éponges ne seront pas de trop.

Cette libération incontrôlable de liquide n'exprime rien de plus qu'une forte excitation chez la femme. Elle libère une quantité de liquide d'origine vésicale sans qu'on ne puisse aucunement parler d'urine ! C'est original, c'est un honneur et cette pluie cosmique un don du ciel !

5e conseil : les sextoys

Les sextoys sont un excellent moyen d'apprendre à déclencher le plaisir clitoridien, mais surtout vaginal, à condition de ne pas utiliser les vibrations les plus fortes qui vous condamneraient ensuite à ce degré d'intensité, très loin d'un contact lingual, digital ou pénien, pour jouir…

6e conseil : après l'effort, le réconfort

Ne négligez pas l'importance de la phase de résolution après l'orgasme pendant laquelle les amants baignent dans leurs endorphines, le bien-être et la quiétude propice à l'apaisement, à l'attendrissement et, soyons honnête, à l'endormissement. C'est le moment idéal pour créer du lien, de la tendresse amoureuse, se laisser envelopper, et rien ne dit que, dans les minutes qui suivent, cela ne relancera pas l'envie de faire l'amour.

Résumé

Ce commentaire d'un internaute qui réagissait à l'approche féministe de l'orgasme clitoridien m'a interpellé : « J'ai appris l'anatomie féminine en partie grâce au porno, il y a trente-cinq ans… et je sais pertinemment où se trouve, à quoi ressemble et comment fonctionne cet organe dont je suis l'ami. La plupart de mes copains partagent ce point de vue pour la plus grande joie de nos compagnes. Alors de grâce, si vous êtes mal tombées, mesdames… éduquez votre amant, il vous le rendra, et fichez la paix aux hommes bien élevés. » Oui, le plaisir sexuel s'expérimente seul pendant l'enfance et l'adolescence puis à deux en explorant sa sensibilité génitale.

À vous de jouer !

Vous estimez-vous plutôt cool, ouvert et jouisseur en matière d'orgasme ou plutôt introverti, minimaliste, en retenue ?

JOUIR
EN SOLO

Que signifie se masturber, quels en sont les bienfaits et les limites ?

Étude de cas

Sylvain est un grand masturbateur devant l'Éternel. Chaque fois qu'on le traite de branleur, il sourit et est à deux doigts de répondre : « Tu n'imagines même pas à quel point, mec ! Ça se voit tant que ça ? » Étrange comme les hommes disent qu'ils se branlent de tout et comme les femmes préfèrent dire qu'elles se caressent !

Sylvain s'est toujours branlé, depuis gamin jusqu'à sa période étudiante, et dans les périodes de disette amoureuse. Déjà, tout petit, on lui disait : « Arrête de tripoter ta zézette. » Du coup, il a longtemps cru que c'était anormal. D'autant plus qu'il le faisait plusieurs fois par jour, quand ce n'était pas deux branlettes dans la foulée. Il touche du bois, il ne s'est jamais fait prendre. Une fois seulement sa mère a bien failli le mettre en difficulté : « Mais qu'est-ce que tu fais dans les W.-C. ? Tu en as encore pour longtemps ? » Sa mère, en revanche, ne pouvait pas ne pas remarquer les cartes de France dans ses draps. Depuis, l'invention des Kleenex a révolutionné la pratique de la masturbation.

Sylvain serait pourtant gêné s'il surprenait Zoé en train de se caresser dans son bain ou devant une vidéo. Six ans qu'il

vit en couple avec elle. Ça lui arrive encore de se masturber de temps en temps, mais très rarement, quand il est seul et qu'il mate un film qui l'excite et que Zoé est déjà dans les bras de Morphée ou qu'elle s'absente plusieurs jours. Il prend son temps, allongé sur le dos dans son lit ou sur le canapé. Il ferme les yeux et laisse sa main improviser les caresses sur son sexe. Et c'est parti pour une rêverie érotique. Pas besoin que ce soit hard, c'est même plutôt romantique. Et c'est au moment où ça devient très sensuel qu'il revient pleinement à la réalité de son sexe dans sa main. Alors il accélère pour se finir très vite. Il est parfaitement en paix avec ça maintenant. C'est hygiénique.
En revanche, au cours d'un jeu érotique, il adore regarder Zoé s'exciter en solo. C'est son fantasme. Une nuit, alors qu'il ne trouvait pas le sommeil dans la chaleur de l'été, il l'a surprise à plat ventre la main coincée sous son ventre et entre ses cuisses, donnant de tout petits coups de bassin et contractant les fesses. Puis elle a émis des petits soupirs et son corps s'est relâché. Ça l'a tellement excité qu'il a effleuré en douceur ses fesses, son dos. Elle s'est retournée, à demi endormie, et ils ont fait l'amour. C'était bon. Elle aurait été vexée et furieuse s'il lui avait dévoilé son secret.

L'ŒIL DU SPÉCIALISTE

Sylvain est à l'aise avec la masturbation. Il n'est aucunement addict. Contrairement à beaucoup d'hommes, il a bien intégré que les femmes se masturbent elles aussi, et il trouve ça plutôt excitant. Son propre mode masturbatoire actuel repose sur un script romantico-génital, preuve qu'il se masturbe en pilotage automatique. Idem pour Zoé jusque dans son sommeil.

Quelques chiffres

À raison d'une masturbation par jour (un minimum) chez un adolescent en bonne santé mentale et sexuelle, soit 7 fois par semaine, un ado se masturbe en moyenne 350 à 400 fois par an. Imaginons qu'il ait débuté vers l'âge de 12 ans et que ses premières relations sexuelles aient eu lieu à 17 ans, il se sera masturbé environ 2 000 fois en solo... avant sa première relation sexuelle.

Tout cela pose la question de l'influence de sa technique masturbatoire sur la sexualité à deux.

Un principe : un geste sain d'autonomie sexuelle

Si la masturbation n'est pas une fin en soi, elle est hautement structurante dans l'élaboration de la construction érotique. Aujourd'hui, elle est totalement banalisée, bien limitée dans le champ de l'intime. Plus aucun jeune ne se l'interdit et c'est bien.

N'oublions pas qu'à une époque, la masturbation était traquée et sévèrement punie. Les femmes étaient accusées de collusion avec le diable et ça se finissait sur un bûcher. Dans les pensionnats, un règlement strict empêchait les jeunes de toucher leur sexe pour se donner du plaisir : interdiction de garder les mains dans les poches, de garder son pupitre ouvert trop longtemps, disposition d'une planche de bois découpée autour de la taille dans le lit, chemise de nuit à manches longues nouées à la tête de lit pour que les mains ne puissent atteindre le sexe. Raffinement suprême dans la barbarie, ici et là, cautérisation du clitoris... Preuve que nous aussi, nous avons eu nos périodes noires en matière de sexualité. Les philosophes n'étaient pas en reste quand ils ajoutaient leur grain de sel. Ainsi Kant considérait que la masturbation était un acte impensable dans le cadre du mariage hétérosexuel, étant de nature homosexuelle puisque pratiqué par soi-même avec son propre sexe et adultérin puisque marié, et pédérastique puisque commencé avant la majorité. Comme quoi on peut être intelligent et cultivé et écrire des inepties.

Aujourd'hui, il importe juste de savoir que la manière et la fréquence avec lesquelles on se masturbe peuvent influer indirectement sur la qualité de l'érection, de la lubrification, de l'éjaculation et de l'orgasme... et sur la façon de faire l'amour.

L'autoérotisme permet de mettre en place dès l'adolescence – période où les besoins sont pressants, réguliers et la possibilité de les partager avec quelqu'un impossible – ses premières assises sensorielles sexuelles, de développer son senti interne et de découvrir grossièrement ses propres zones érogènes. L'adolescent repère et apprend à déclencher son excitation, provoquant volontairement un afflux de sang dans ses organes génitaux.

Moins évident, faute de connaissance, de découvrir comment moduler la montée de son excitation sexuelle. La main n'est pas tout, comme nous l'avons vu dans les chapitres précédents. Rappelons que la première relation sexuelle survient en moyenne vers 17 ans et que les jeunes sont fonctionnels sur le plan sexuel des années avant. Ils ont des érections spontanées parfois avant même la puberté.

Si masturbation signifie qu'on utilise sa main pour stimuler ses organes génitaux (pénis, vulve, clitoris, vagin), il existe d'autres manières de s'exciter. On parlera dans ce cas d'autoexcitation (pomme de douche sur la vulve, frottements par le biais d'un linge ou objet serré entre les cuisses ou carrément introduit dans le vagin…). Rien d'anormal à tout cela. À chacun son style pour parvenir à jouir.

Selon que les femmes se seront masturbées sur le dos ou sur le ventre, avec la main ou un objet, en effleurant ou en écrasant et appuyant leur sexe, avec ou sans images érotiques, en hypertonie de tout le corps ou relâchées, elles chercheront souvent à reproduire le même type de contact avec leur partenaire pour jouir. Il leur faudra du temps pour bien dissocier autoérotisme et relation sexuelle.

Pareil pour les hommes qui ont pris l'habitude de stimuler énergiquement leur sexe avec une main ferme et un mouvement rapide. Il se peut qu'ils perdent leurs moyens dans un vagin doux et peu tonique. Nous parlons là de la logique de système, du fil rouge sexuel qui relie autoérotisme, relation sexuelle, capacité à s'abandonner psychiquement et à se relâcher physiquement.

Résumé

En caricaturant et en faisant un énorme raccourci, je dirai : dis-moi comment tu te masturbes et je te dirai comment tu jouis, comment tu fais l'amour et comment tu aimes être aimé.

De mauvais réflexes plutôt que de mauvaises habitudes

La masturbation s'apprend seul(e) et assez facilement. L'important est de ne pas s'enfermer dans des pratiques limitantes par un choix atypique de position, de contexte, de besoin d'objets ou d'autres singularités qui peuvent ultérieurement fragiliser la vasocongestion, mais tellement spécifiques que vous ne pouvez retrouver la même sensation dans une relation à deux.

1er conseil : soyez tonique, fluide et en pleine conscience

Adoptez si possible une position corporelle en ouverture, dans un cadre sécurisé, en ayant un peu de temps devant vous puis appliquez les lois du corps précédemment décrites : modulez avec votre main, réglez votre respiration dessus, ondulez légèrement votre bassin, vos épaules pour éviter que votre corps ne se raidisse et ne bloquez pas votre respiration. Pensez surtout à expirer. Portez toute votre attention sur l'apparition des signes agréables dus à la vasocongestion de votre sexe et accompagnez cette volupté jusqu'à l'orgasme.

2e conseil : la masturbation n'est pas une fin en soi

On ne gagne pas à tous les coups. Longtemps exutoire d'un trop-plein d'énergie sexuelle, parfois exutoire d'une tension de stress, rarement un jeu partagé à deux, tant ce geste est encore tabou, la masturbation est le plus souvent une recherche assumée et volontaire pour se faire du bien. Elle ne devrait être que temporaire, en attendant mieux. Un moyen d'apaiser une grande solitude : plus que jamais, dans ce cas, se donner du plaisir réclame d'être attentif à la meilleure façon de procéder qualitativement.

Résumé
Peu importe comment vous vous excitez seul. Faites-le bien et en conscience… et n'en faites pas une fin en soi : vous finiriez par vous lasser !

À vous de jouer !

Réfléchissez à votre façon de vous masturber (position du corps, pression et rythme de la main, tension des muscles de votre corps, distraction par une image ou un fantasme…). Notez en quoi vous faites ou non un parallèle avec votre façon de faire l'amour.

DU VIRTUEL
À L'HUMANOÏDE
SEXUEL

Qu'en est-il des sextoys, des sexwebcams, des robots sexuels ou des films pornos ?

Étude de cas

Le gode est au sexe ce que le smartphone est à la communication : incontournable ! Jamais en panne, disponible 24 h/24 ! En plus, il y en a pour tous les goûts et de toutes les couleurs : du plus gros au plus fin, du plus grand au plus petit, de la peau de pêche au bois d'olivier et lui, centenaire ou pas, il restera toujours tendu ! Et je ne m'étends pas sur le modèle prestige… Vous savez, le *Furious Rabbit* : waterproof, sept modes de vibrations, avec barillet central monté sur billes métalliques repoussant les parois du vagin ; et coup de grâce pour nous, messieurs, le gland pivote sur lui-même tout en s'allumant ; on se croirait à Luna Park. Sans oublier un énorme « bitoniau vibreur à clito » qui tourne à dix mille tours minute… vroum, vroum, le Grand Prix de Monaco *in utero*. Un monstre. Y a pas une langue dans la salle qui pourrait suivre.
Pour nous sexologues, le gode est un excellent auxiliaire médical et une vraie économie pour la Sécurité sociale : « Vous m'avez zauvé la vie docteur. Z'ai asseté le gode que vous m'aviez conseillé. Z'ai enfin zoui grâce à votre enzin. Un après-midi, ze me zuis enfermée à double tour. Z'ai

coupé mon portable et, entièrement nue sur une ouverture de Rissard Wagner, *La sevaussée des Walkyries*, ze me le zuis introduit dans mon kiki… Rien. Alors, z'ai appuyé sur la tousse "Très forte vibration…" ouaouhhh, une demi-seconde plus tard, c'était la *Traviata de Verdi* dans ma satte ; permettez que ze vous embrazc docteur ? »
Combien parmi vous, mesdames, font un petit tour par les toilettes en plein boulot et hop, une petite secousse, et que j'me remaquille ni vue, ni connue ? Ben alors, c'est moins risqué qu'un *quickie* sexuel extraconjugal de cinq à sept.
Moi, le gode, il ne me pose aucun problème, enfin si, ça m'en posera un, le jour où nos femmes penseront plus à leur gode qu'à la queue de leur mec, parce que là, ça sera notre arrêt de mort direct à nous les mâles. Y aura plus qu'à espérer l'épuisement des gisements fossiles. Ben oui, plus de pétrole, plus de plastique, plus de plastique, plus de gode ! Drôle d'époque quand même où on s'achète des jouets et des robots sexuels parce qu'on n'a plus le temps de se parler, de s'embrasser et de se « tendresser ».
Vous vous imaginez dans une soirée, assis dans un canapé à côté d'une belle plante, et d'un coup, vous avez comme un doute. Vous savez, comme dans les jardineries où il faut toucher et sentir pour savoir si c'est une vraie ou une fausse. Parce qu'on veut nous faire croire qu'on finira tous par avoir un mannequin sexuel. Vous vous imaginez, mesdames, avec votre pompier robotisé et doté d'une intelligence artificielle, bodybuildé à souhait, super bien gaulé qui vous ferait la conversation au niveau intellectuel que vous aurez présélectionné selon votre humeur ? Version romantique au-dessus de la ceinture, « je t'aime et j'adore le tissu de ta robe », ou en dessous de la ceinture version cochonne : « Suce…

salope. » Et le voilà qui s'agite, qui bande et qui éjacule sur commande. Et que vous portiez des culottes rose bonbon en coton ou que vous ayez des tout petits nichons, lui, il vous la jouera toujours sexe positive attitude. Plus de cocards, plus de mains courantes. Finies les plaintes pour viol conjugal. Oubliée l'angoisse de la toilette intime en catastrophe, du poil aux pattes et de l'haleine de coyote au réveil. Effacée l'humiliation de faire figuration dans les soirées en attendant qu'un mec bourré veuille bien vous sauter à la toute fin. Et enfin le plaisir de pouvoir mater un porno sans vous faire traiter de salope. Qui dit mieux ?
Attendez, on a encore le droit de se mater, de se serrer, d'se frotter, d'se bécoter, de se tendresser, de s'enlacer, de s'envelopper, de se renifler, de se peloter, de s'tripoter, d'se lécher et d's'emboîter, non ? Des amputés des mains et des analphabètes du sexe, voilà ce qu'on va devenir. »
(Extraits d'un sketch de stand-up, © François Parpaix, 2019.)

L'ŒIL DU SPÉCIALISTE

L'être humain n'est jamais à court d'idées pour se faire plaisir. En particulier sur le plan sexuel. Cela n'a rien de préjudiciable en soi, à condition de ne pas perdre son âme en devenant dépendant ou en enfreignant la loi.

Quelques chiffres

- Au Japon, 45 % des femmes de 16 à 24 ans disent se désintéresser du sexe.
- En France, 49 % des femmes utilisent des sextoys et 30 % des utilisateurs de sites pornos sont des adolescents.
- Les atteintes à la vie privée par diffusion d'images à caractère

sexuel ont augmenté de 10,73 % entre 2018 et 2019 pour atteindre un total de 2 839 plaintes en 2019.

Tout cela pose la question de l'impact de la *sextech* (sextoys, robots sexuels, sexe virtuel, pornographie) sur la sexualité des humains et du couple en particulier.

Un principe : plaisir, quand tu nous tiens !

Le sexe fascine, attire, et notre cerveau en redemande. Jamais les humains n'ont eu aussi facilement accès au sexe à volonté et sans limites, toutes catégories sociales et tranches d'âges confondues. Pour Michel Onfray, la réalité est là, sous nos yeux : « 25 % des recherches sur Internet s'y effectuent pour des motifs pornographiques. Les vidéos et les images pornos constituent 38 % des téléchargements planétaires… Internet est donc l'occasion d'une partouze perpétuelle qui, entre zoophilie et viols, pédophilie et crimes sexuels, permet tout, sans aucun interdit. C'est d'abord et avant tout une zone de non-droit. »

Le *Sekkusu shinai shokogun*

Paradoxalement, une étude japonaise devrait nous faire réfléchir sur l'intérêt de se pencher au chevet de l'intimité conjugale, en particulier sexuelle : en effet, elle nous révèle ce que pourrait devenir prochainement notre société : des phobiques sexuels ! Elle a étudié le « syndrome du célibat » ou *Sekkusu shinai shokogun*. Cette étude démontre que de plus en plus de jeunes ont tendance à éviter toute forme d'intimité (sexuelle ou non, qu'elle soit d'un soir ou dans la durée) et d'engagement. Hommes et femmes apprennent à vivre sans sexe, ou plutôt, ne veulent plus s'en embarrasser. Ils désirent autre chose.

Le mariage n'est plus attrayant et trop engageant. Les femmes sont devenues plus indépendantes et ambitieuses. Les hommes redoutent de devoir assumer les responsabilités de leur engagement. Les enfants, un mariage et le divorce coûtent cher et plombent une carrière.

Du coup, si sexualité il doit y avoir, les Japonais préfèrent se cantonner dans le virtuel : pornographie, jeux sexuels où on peut s'exciter et s'exhiber par Skype interposé... Ainsi, plus de germes, plus d'odeurs, plus de goûts, plus d'échecs, plus d'envahissement, plus de pilule, plus de capotes. C'est propre et rapide, mais cela débouche sur des pathologies d'exclusion : les gens vivent reclus ou deviennent des geeks qui vivent très tard chez leurs parents.

Sexwebcam et sexualité en solo

Beaucoup d'hommes vont sur des sites en voyeurs, juste pour voir du sexe, de plus en plus hard, pour s'exciter et bander, sans risque d'échec devant leur partenaire. Les femmes aussi basculent souvent de la webcam à la sexcam hot, se prenant pour des actrices pornos et d'autant plus gonflées à bloc qu'une meute de mâles voyeurs les complimentent et font du bien à leur ego. Elles non plus ne sont pas vraiment désireuses de passer à l'acte. De « l'onanisme on line », selon Pascal Lardillier.

Résumé

Conséquence directe, en Asie urbaine, en Europe et en Amérique, les gens se marient plus tard ou pas du tout, les taux de naissance s'écroulent et les célibataires sont de plus en plus nombreux. Est-ce le profil de comportement sexuel, amoureux et conjugal qui nous attend en Occident ? C'est possible et bien inquiétant. Le monde à l'envers ; une société d'asexués. De mon point de vue de sexologue, plus longtemps le *Sekkusu shinai shokogun* restera au Japon et mieux ça vaudra !

De l'écran au gadget humanoïde

Qu'elle soit un cache-misère ou une nouvelle révolution sexuelle, l'intelligence artificielle va révolutionner notre sexualité et nous n'en sommes qu'au début. C'est du moins ce qu'on nous promet une fois encore. Les gadgets sexuels seraient de plus en plus adaptés à nos besoins affectifs et sexuels. Ben voyons !

1er conseil pour les fans de « jouets intimes »

Il existe une foultitude de jouets intimes pour femmes et hommes, le gode vibromasseur remportant la palme par ses possibilités illimitées : solide, étanche, à piles ou sur secteur, à programmes multiples pour les vibrations et bien sûr à un prix allant du bas de gamme au très haut de gamme !

Ne vous y trompez pas, les hommes ont eux aussi leur panoplie qui va de l'anneau pénien vibreur au plug (sorte de gode anal) en passant par le sextoy masturbateur... sans oublier la tenue du parfait petit pratiquant de BDSM (bondage-domination-sadomasochiste) : bâillons, fouet, cordes, menottes, colliers, harnais, martinet, cagoule, tenues diverses et variées d'infirmière, de pompier, etc.

Avantages

• Le sextoy est ludique. Il apporte un peu de piment dans la sexualité du couple et peut compenser les absences ou les pannes de monsieur. On peut l'emmener partout. Il en existe même des gonflables ! Il suffit de faire son marché sur Internet ou de se rendre dans une soirée sextoy type Tupperware ! En ligne, vous avez des sites dédiés avec la critique et la cotation de tout ce qui sort sur le marché... Bref, ne pas en avoir, c'est ringard, et en avoir une petite collection, ça fait branché.

• Pour beaucoup de femmes, le sextoy est un petit plus pour la sexualité. Le gode vibreur facilite, accélère et intensifie l'accès à l'orgasme : « L'orgasme à portée de main comme jamais... On jouit, on le range et basta. » Il permet à la femme de se découvrir en jouant avec les muscles de son périnée comme avec des boules de geisha.

• Au moins, il ne met pas le couple en danger, sans compter, messieurs, que toutes les enquêtes montrent que les femmes, en majorité, préfèrent un authentique pénis. D'ailleurs nombreuses sont celles qui demandent à leur partenaire de le faire fonctionner sur elles.

Inconvénients

• Ils ont beau être de beaux objets connectés, ils ne dégagent aucune tendresse. Un sextoy, c'est neutre, fade, terne et pas vivant... Et bien sûr, nous déconseillons les sextoys improvisés (crayon, manche de couvert...) en raison des risques d'infection et d'accidents mécaniques (s'égarer et se perdre dans un côlon par exemple).

• Ne prenez pas de sextoys incluant des phtalates (reconnus comme étant des perturbateurs endocriniens néfastes pour la reproduction). Recouvrez le sextoy d'un préservatif en latex, appliquez-y un lubrifiant et rincez-le régulièrement après usage. N'oubliez pas qu'on peut attraper une IST avec.

• N'acceptez jamais le diktat d'un partenaire qui s'exciterait par exemple en vous imposant des godes de plus en plus gros...

• Ne devenez pas non plus accro à des vibrations de plus en plus intenses pour parvenir à jouir. Vous risqueriez de ne plus réagir ni au doigt, ni à la langue et ni au sexe de votre partenaire.

• Enfin pour les paranos, sachez que les sextoys connectés fournissent à l'entreprise qui les a fabriqués une somme d'informations érotiques sur vous... Cela a été prouvé !
Cela dit, même s'il est choquant dans une toute première relation où il importe de se découvrir, le jouet sexuel peut apporter du piment et de la fantaisie dans un couple.

2e conseil si vous avez le projet d'acheter un robot humanoïde
Dépassé les poupées et les pompiers gonflables, passifs, immobiles et inexpressifs. Aujourd'hui, ce sont d'authentiques robots qui s'animent, vous sourient, vous parlent, chuchotent et possèdent une texture de peau bluffante et sans défauts... Le robot est facile à transporter jusqu'à votre lit, comme dans les films, quand vous ne seriez même pas parvenu à décoller votre femme du canapé. On vous propose un modèle personnalisé comme Scarlett Johansson, avec une authentique pilosité pubienne et un néovagin, moulé sur celui d'une star du porno. Les (heureux) propriétaires peuvent ainsi coïter au plus proche de la réalité et pallier la solitude due à une timidité maladive. Pour d'autres, c'est une nouvelle encoche dans un monde déjà trop déshumanisé. Rien ne nous interdit de penser que, demain, des hommes et des femmes ne rechercheront pas ponctuellement une partenaire en chair et en os, mais que, pour le quotidien, ils se contenteront d'une compagne 100 % siliconée, 100 % disponible, jamais en panne, drôle, fine, délicate, attentionnée et adéquate, synchrone à leurs attentes et réactive à leurs mimiques, avec la repartie adéquate. Le chemin est encore long, les programmations étant pour le moment exclusivement dans le registre pornographique qui consiste à stimuler un point G avec soupirs et réactions typiques d'un orgasme. Savoir que votre robot sexuel vous attend sagement, qu'il est disponible rien que pour vous, qu'il n'est pas envahissant, qu'il est entièrement soumis, prêt à jouer sur commande la dominatrice

ou l'affectueuse ou la flatteuse, l'encourageante, voire à vous donner des conseils, le pied total, non ? Les chercheurs promettent très vite de véritables compagnes ou compagnons de vie qui développeront avec vous des liens affectifs forts. Si au moins ça pouvait calmer tous les pervers sexuels de la terre... Ne rêvez pas, les programmes déviants existent aussi : poupées sexuelles timides et soumises, voire modèles d'enfants programmés sur un mode « viol » ! L'horreur continue. Il va de nouveau falloir légiférer. Au prix de 1 000 à 70 000 euros, ces poupées sexuelles se loueront avec des forfaits (selon le choix vestimentaire, le programme sexuel et les volumes, le maquillage, etc.). Des maisons closes constituées uniquement de poupées sexuelles commenceraient même à apparaître.

3e conseil pour les accros de sexe virtuel style sextos et sexwebcam

Je parle des petits messages coquins et érotiques parfois accompagnés d'une photo. C'est ludique et très vite addictif. Ça met du piquant. Les propos peuvent être tellement chauds, sensuels ou romantiques... C'est très pratique pour les timides qui peuvent se lâcher et projeter leurs fantasmes... C'est aussi une manière d'érotiser le quotidien avec humour, d'injecter des petites bouffées d'oxygène sensuelles conjugales ou de se chauffer à blanc avant une rencontre.

Le sexto reste à manier avec précaution car les pièges sont nombreux et loin d'être anodins :

- Les messages trop crus peuvent choquer hors contexte et provoquer l'effet contraire.
- Un portable, ça traîne partout, à portée de vue de vos collègues, de vos enfants et de votre partenaire si vous n'êtes pas célibataire... Combien de relations extraconjugales ont été découvertes de cette manière !

• Forcément, la tentation de se filmer nu en train de se masturber est grande. C'est moderne, c'est branché, c'est fun, ça pimente et c'est sans risque... Pas d'IST, pas de risque de grossesse ni d'être surpris par un huissier dans les bras de son amant ou de sa maîtresse. En soi, rien de choquant (chacun son style et ses goûts) tant que cela reste dans la sphère de l'intime. Sauf qu'un autre danger guette : à tout moment, les photos de votre branlette peuvent circuler sur le Net, dévoilant vos parties intimes. La sexwebcam est par ailleurs le produit phare de futures vengeances (*revenge porn*) ! Se pose alors la question suivante : où met-on désormais les limites à sa vie privée quand elle implique femme et enfants ? Pratiquer la sexwebcam, c'est accepter d'être piraté ou récupéré et d'en payer le prix. Reste à savoir quel est le prix de votre couple, de votre famille ou de votre carrière, comparé à une pulsion plaisir elle aussi parfaitement légitime, mais relevant de votre jardin secret ? Censé être adulte et mature, celui qui se fait piéger en porte la responsabilité pleine et entière, encore plus quand il a accepté de représenter une sorte d'autorité morale. Car en plus d'avoir été trahi, c'est la sextorsion (« Vous payez où je diffuse tout sur Internet ! »).
Après le trafic de drogue et la prostitution, la cybercriminalité est le troisième crime le plus répandu dans le monde, poussant de jeunes victimes au suicide.

4e conseil pour les amateurs de films pornographiques

Tout d'abord, distinguez le film porno du film érotique :
Dans le film érotique, on suggère sans jamais montrer explicitement les zones génitales. Il n'y a pas de séquences de coït, et, au début, il existe un jeu de relations suivi de séquences de déshabillage, tout ça sur fond de romance. Cela offre au spectateur la possibilité de s'identifier avant qu'arrive la séquence plus sexuelle.
Dans le film porno, c'est direct. L'autre n'est qu'objet sexuel (le plus

souvent soumis à l'homme) et chacun assouvit son besoin de jouir. Oubliés, le jeu de séduction et les sentiments. On passe directement au sexe. Pas besoin de suspens, juste la surprise de découvrir des corps nouveaux. C'est vous qui choisissez votre menu : gros ou petits seins, taille du pénis, couleur de peau, duos lesbiens ou hétéros, seul, à deux ou à plusieurs, nationalité, âge, poids, etc. Ici, tout est convenu selon un rituel précis d'une longueur calculée pour exciter le spectateur. On lui offre ses fantasmes avec la couleur et le son.

En ce sens, le film pornographique casse l'hypocrisie des bien-pensants en rendant accessible le sexe aux analphabètes sexuels, aux complexés et à ceux qui sont mis à l'écart, et en leur montrant tous les possibles de la chair plaisir, crûment. Après tout, hormis la question des jeunes, personne n'est obligé de consulter ces sites destinés à des adultes censés maîtriser leurs pulsions et ne pas confondre fantasmes (projetés sur écran) et réalité.

Le véritable inconvénient et scandale humain, c'est que ces sites sont facilement accessibles aux mineurs en quelques clics. Les images s'imposent alors d'elles-mêmes à l'enfant. C'est choquant, violent et inadmissible. Une partie d'entre eux peuvent croire que la sexualité se résume à ça : une performance coïtale, un accès rapide aux régions intimes du corps, une femme séductrice et provocante qui fait tout dans un enchaînement standard (l'accroche, le déshabillage, la sucette, un festival de positions coïtales, des soupirs appuyés entrecoupés de séquences lesbiennes car le duo hétéro finit par être ennuyeux, et, pour le final, le mélange de tous). Dur, dur pour un ado qui visionne des dizaines de séquences vidéos pornos par an de ne pas penser que la sexualité c'est ça, même si, entre ados, ils se marrent, font la part des choses et n'imagineraient pas un instant que leurs parents puissent faire ce genre de trucs. « D'ailleurs, font-ils encore l'amour, nos parents ? » Combien s'affolent par ailleurs devant les mensurations de Rocco Siffredi (23 cm) qui pourtant n'est qu'une petite bite et un petit joueur comparé à celles de John C. Holmes (32 cm). Sans compter que le porno d'aujourd'hui est devenu vraiment hard, tant pour les spectateurs que pour les acteurs et sans parler des contenus illégaux : zoophilie, sexe violent, voire viol sur mineurs, etc.

Résumé
Quand Brigitte Lahaie dit que la révolution sexuelle a permis à ce type de sexualité gadget et connectée d'envahir le devant de la scène pour révéler une misère sexuelle plus qu'une liberté sexuelle, elle a raison. La vraie question est d'apprendre aux parents à expliquer aux jeunes pourquoi il est important de contrôler ce qu'ils visualisent sur la toile et d'en décoder le contenu.

À vous de jouer !

Pour vous, être branché sexe, c'est avec des gadgets connectés ou sans ?

QUATRIÈME PARTIE
LE DÉFI CONJUGAL

INTIMITÉS DE COUPLE

Quels sont les 4 piliers de l'intimité de couple et comment les conjuguer pour pérenniser le couple ?

Étude de cas

Raoul, Olivier et Hélène, trois frères et sœurs, n'ont connu ni séparation ni graves crises dans le couple de leurs parents, à l'inverse de beaucoup de leurs copains de classe. Ils leur en sont reconnaissants. Ils ne les ont connus que travaillant d'arrache-pied pour leur apporter sécurité et avenir.
Raoul se dit que la vie sexuelle de ses parents a dû être assez « tristounette ». Hélène sourit et ne sait quoi penser : « Ils s'aiment. Maman voulait des enfants ! Et trente-sept ans plus tard, ils sont toujours ensemble. Pas sûr qu'on fera pareil ! » Olivier ne se prononce pas : « Je verrais bien papa avoir eu quelques maîtresses. » Éclat de rire. Tous les trois s'accordent à dire que leur mère s'est toujours dévouée pour tout le monde, jusqu'à ses parents et ses beaux-parents.
En tant que chef d'équipe, leur père était apprécié au travail, mais il fallait que ça file droit à la maison. « Papa et maman se sont toujours respectés et jamais un mot plus haut que l'autre », admet Hélène. « Ça manquait un peu de folie quand même », ajoute Raoul.

« Papa râlait chaque fois qu'il l'enlaçait sans prévenir, avec son bleu de travail tout dégueulasse, et qu'elle le repoussait. Il nous disait : "Je vous prends à témoin les enfants, je ne peux plus toucher ni embrasser votre mère. Je n'ai plus qu'à aller sonner chez la grosse Gertrude !" »
Et Raoul d'émettre l'hypothèse : « Et si c'était maman qui avait eu un amant ? Après tout, c'est une belle femme ! »
Et les deux autres de répondre en chœur :
« Maman ??? Mais tu rigoles ! »
Éclat de rire général…
Mais pourquoi pas ?

L'ŒIL DU SPÉCIALISTE

Raoul, Olivier et Hélène ont eu de bons parents (solides, protecteurs, même si peu ouverts sur l'extérieur, tournés vers l'avenir de leurs enfants, chacun dans des rôles très cloisonnés).
Mystère sur leur intimité de couple proprement dite. On sait juste qu'ils s'aiment et qu'ils finiront leurs jours ensemble… dans la tradition, quoi ! Est-ce vraiment mieux aujourd'hui ? Il y aurait beaucoup à dire…

Quelques chiffres

Pour le public (hommes et femmes confondus), un couple est d'autant plus solide qu'il y a de la communication (59,4 %), de la fidélité (59 %)...

Tout cela pose la question : quand bascule-t-on dans l'anti-séduction conjugale ?

Un principe : de l'intimité à l'harmonie de couple

Si on mettait autant d'énergie dans son couple qu'on en met dans l'entretien de sa voiture ou dans le renouvellement de sa garde-robe, il y aurait moins de divorces... C'est sûr que pour la stabilité des ménages, c'était plus pratique d'avoir une femme inculte, sans diplômes, sans salaire et sans retraite, en cloque tous les ans et dépendant à 100 % d'un homme. Aujourd'hui, l'émancipation et l'autonomie de la femme, gagnées de haute lutte, ajoutées au carriérisme et au refus de toute frustration, ont transformé le couple en une denrée hautement inflammable et donc périssable.

Pourtant, il ne manque pas grand-chose pour que le couple reprenne des couleurs, qu'il retrouve le chemin de la sérénité et de la pérennité et qu'il soit moins volatil. Question de savoir-faire ?

Le couple en bonne santé sexuelle

Chacun a une vague idée de la notion d'intimité de couple. Pour le sexologue, l'intimité conjugale est un paramètre majeur pour évaluer un couple. Rien à voir avec ce que nous montre le contenu d'une sextape.

La relation de couple est sous-tendue par l'interaction de 3 mécanismes.

• Une recherche de sécurité affective.

• Un désir qui se transforme en excitation sexuelle.

• Une attention mutuelle quotidienne.

En les mélangeant, vous obtenez le ciment d'un couple.

L'intimité de couple

Nous avons vu que la sexualité de chaque individu est le fruit du développement de 4 composantes précédemment citées : l'excitation sexuelle, le sentiment amoureux, la perception de sa propre masculinité ou féminité et, enfin, le désir sexuel. En couple, il s'agit donc d'harmoniser ses propres composantes avec celles de son partenaire qui, forcément, ne les a pas bâties sur les mêmes bases. C'est là tout le défi.

L'intimité de couple s'appuie sur 4 liens qui permettent d'entretenir et de pérenniser le désir :

• **Un lien amoureux** qui se joue dans le haut du corps (gestes de tendresse, enlacements, caresses des yeux, baisers, regards profonds, etc.).

• **Un lien sexuel** tout de sensualité où on porte autant d'attention à sa propre volupté qu'à celle de son partenaire.

• **Un lien pour la communication de couple** fait d'écoute, d'empathie et de capacité à gérer une tension, sachant que le ton et la forme importent autant, sinon plus, que le contenu.

• **Un lien de complicité** autour des tâches du quotidien, fait de reconnaissance et de respect.

Jean Kellerhals, Éric Widmer et René Levy, dans leur livre *Mesure et démesure du couple*, ont identifié d'autres critères qui jouent en faveur d'une meilleure harmonie de couple :

• **Un juste milieu entre fusion et autonomie**, les fusionnels semblant plus aptes que les individualistes à créer du lien conjugal.

• **Une adaptabilité face aux situations et vis-à-vis du partenaire.**

• **Une limite plafond du nombre de problèmes à gérer** sous peine d'affecter le couple.

L'absence de ces critères peut pousser le couple à l'infidélité, à des violences ou à la séparation.

Les chances de réussite

Les couples n'ont pas les mêmes chances de réussite face aux épreuves et pour exprimer de l'intimité. Une fois encore, de nombreux paramètres interfèrent comme :

• **L'influence du style d'attachement affectif**

Selon qu'on est sécure, insécure, évitant, hyperfusionnel, etc., on ne se comporte pas de la même manière pour exprimer de la tendresse, dire qu'on aime, se laisser aimer et communiquer.

• **L'influence du degré de satisfaction conjugale**

Charles Hill, professeur de psychologie, a tenté d'analyser ce qui caractérisait un couple heureux. Il a commencé une enquête en 1972 qui s'est étalée sur quarante ans. Conclusion : plus la fréquence des rapports sexuels est faible, plus la satisfaction dans la relation décline, mais, ce qui est paradoxal, ce coefficient est très modeste. En revanche, l'engagement dans le couple est un critère extrêmement corrélé au degré de satisfaction conjugale. Encore plus quand le couple est marié, qu'on considère son conjoint comme attirant et intelligent et qu'il existe des affinités communes sur des points essentiels comme le nombre d'enfants souhaités, une vision semblable de la sexualité, de la religion, etc. Hill en conclut qu'une relation à long terme consiste à trouver le bon équilibre entre un échange de ressources matérielles sécurisantes et des compatibilités psychologiques qui sont essentielles. Sont statistiquement les plus corrélées au degré de satisfaction et d'engagement du couple les dimensions passionnelles, altruistes et amicales de l'amour. La dimension badinage (Éros) arrive bonne dernière. Incroyable ! Preuve que même vieux, on a ses chances.

• **L'influence du degré d'ouverture, d'autonomie et la répartition des rôles**

Kellerhals, Widmer, Levy ont profilé 5 types de couples dans leur capacité à interagir face à des stress internes ou externes en se basant sur 3 critères :

– le degré d'autonomie (entre hyperfusion et hyperindépendance) ;

– l'ouverture du couple sur l'extérieur (entre ouverture à l'excès et hyperfermeture) ;

– la répartition des rôles (différencié ou non, selon qu'on est homme ou femme).

Les différents types de couple

Le couple compagnonnage est le couple équilibré par excellence.

Chacun a son espace, est ouvert sur l'extérieur, et les rôles masculins-féminins sont interchangeables. On rit, on a des projets, on bouge, on se pose... L'intérêt commun prime sur les besoins individuels. On se respecte mais sans s'oublier. On ne négocie pas, on dit OK en sachant que la prochaine fois, ce sera son tour.

Le couple parallèle est un couple très peu fusionnel.
Chacun joue sa partition, chacun a un rôle bien précis à remplir, beaucoup de routine existe dans le couple, et un rapport de force a lieu lors des prises de décision. Le couple vit en autarcie, est très peu ouvert sur l'extérieur et a une bonne complémentarité pour sécuriser le foyer. Reste qu'il y a beaucoup de non-dits, de frustrations et de disputes sans proportion avec ce qui les a déclenchées.

Le couple association, c'est un peu la même chose.
Les partenaires ont beaucoup d'autonomie l'un par rapport à l'autre, au risque de se perdre de vue. Ils ont trop d'ouverture sur le monde extérieur, même si cela leur permet de lâcher le trop-plein de tension. Chacun roule pour soi sans avoir forcément beaucoup à partager avec l'autre une fois l'intendance réglée. En revanche, les rôles, cette fois-ci, sont peu différenciés. Il faut que cela bouge et le mieux pour cela est encore de se tourner vers le monde extérieur.

Le couple bastion, c'est le couple à l'ancienne.
L'homme joue son rôle, la femme le sien, ultra-classique dans tout, même dans le sexe. Le couple est solide, stable et soudé face à l'adversité. Il est fermé sur le monde extérieur au risque de s'asphyxier. Panique à bord quand la femme décide de s'autonomiser.

Le couple cocon, c'est le couple fusionnel par excellence.
Pas de cloisonnement dans les tâches ni dans les rôles, pas d'ouverture sur l'extérieur. Pas de challenge, pas de remise en question du moment que tout baigne. La routine. Le seul danger, c'est de se perdre dans son petit confort et de ne pas assez se démarquer de l'autre pour entretenir un minimum de séduction entre vous.

L'influence de l'environnement

Le couple est constamment sous pression :

• **de la famille**, qui fait de l'ingérence en croyant bien faire... Pas facile quand on bénéficie de l'aide matérielle des parents et qu'ils gardent vos enfants.

• **des valeurs** liées au travail, aux loisirs, au mariage, au nombre d'enfants souhaité, à la religion, à la politique, à l'argent, à la réussite sociale et professionnelle, etc. Certaines sont négociables, d'autres ne le seront jamais.

• **des événements de vie** comme un décès, une maladie, un chômage, un déménagement, une construction, etc.

• **des saisons de vie conjugale** : à chaque tranche d'âge du couple ses caractéristiques :

– Pour les jeunes couples, outre l'erreur de casting et passé la phase d'élan amoureux, l'inexpérience, l'égoïsme, l'immaturité et la déresponsabilisation sont à l'origine des premières déconvenues. Principe de réalité oblige.

– Pour les couples infertiles, un diagnostic fragilisant la féminité et/ou la virilité de l'un ou de l'autre, un désinvestissement érotique pour une sexualité sur commande 100 % tournée vers une ovulation... Ajoutez à ces caractéristiques un parcours du combattant épuisant dû à cette infertilité qui constitue une épreuve conjugale en plus d'être un traumatisme intime.

– Pour les couples à la retraite, du jour au lendemain, une cohabitation omniprésente où chacun traîne sa « solitude à deux ». Ajoutez-y une maladie chronique, une dépendance, un décalage d'âge et/ou de vitalité et l'accentuation des dysfonctions sexuelles sur fond de baisse de libido et d'attrait physique.

• **des rythmes de vie et du stress du quotidien avec son lot de fatigue.**

• **de la personnalité de chacun, nous n'y revenons pas.**

Tous ces facteurs interagissent sur la qualité d'intimité conjugale.

Résumé

Il semblerait que les sujets les mieux à même de faire durer leur couple dans l'harmonie sont les couples qui jouent la carte du « nous-couple » (et non du « chacun pour soi »), avec un minimum d'ouverture sur l'extérieur (plutôt que de s'enfermer sur soi), une certaine souplesse et adaptabilité aux événements ainsi qu'une attention aux exigences et aux attentes de l'autre. Les couples « compagnonnage », les sujets sécures, les sujets fusionnels semblent mieux pourvus et les plus à même de favoriser la réussite d'un couple. Des études ont même validé que la conscienciosité et un cheminement spirituel augmentaient les chances de réussite, ce qui ne veut pas dire que les autres sont condamnés. Cela leur demandera juste plus d'efforts.

Le couple qui se dérègle

Prétendre être amoureux pour la vie peut paraître bien naïf quand on change constamment de marque de dentifrice, de vêtements, de voiture, de lieu de vacances, d'alimentation, de smartphone et de partenaires sur le Net… Sans oublier l'usure, la routine et les contraintes environnementales conjugales. Nous sommes tous champions du monde pour nous rendre désagréables quand nous l'avons décidé !

Antiséduction conjugale

Nous parlons d'antiséduction conjugale quand le vertueux quintet « amour-fusion-complicité-excitation sexuelle-désir » se transforme en un cercle vicieux « défusion-hostilisation-rancœurs-culpabilité-évitement ».

Progressivement, les 4 piliers du couple se délitent, avec :

• des jeux érotiques de plus en plus pauvres, stéréotypés ou absents, avec des dysfonctions sexuelles à la clé.

• une raréfaction, voire une disparition de tout geste de tendresse (au mieux, le couple est en pilotage automatique).

• la désertisation et la désensualisation du couple, la perte d'attrait tuant le désir.

• le désinvestissement des tâches.

À ce propos, en dehors de la corvée des poubelles où les hommes brillent, il semblerait que pour les autres tâches (courses, linge, repassage, repas, etc.), comme le souligne Jean-Claude Kaufmann, la révolution n'ait pas encore eu lieu, même si, dans les jeunes générations, ça bouge par la force des choses, la femme se déresponsabilisant et aspirant à la même tranquillité que l'homme. Du coup, c'est le plus conciliant et c'est le moins égoïste des deux qui s'y colle, les jeunes papas devenant aussi performants que leurs compagnes... Reste que le déséquilibre est toujours flagrant. En effet, si les hommes souhaitent sincèrement que les tâches soient partagées, cela ne se traduit pas dans les faits.

• une hostilisation de plus en plus intense et fréquente. À la suite de ses recherches, John Gottman (1999) affirme pouvoir déterminer la viabilité d'un couple rien qu'en écoutant 3 minutes d'une dispute conjugale.

Couples asexués

L'intimité dans un couple n'est pas que sexuelle, et heureusement. Il arrive que des couples ne faisant plus l'amour continuent de s'aimer. Ils disent même ne pas en souffrir, passer de bons moments ensemble, avoir du plaisir à se blottir. Un choix assumé où le cœur a des raisons que le corps ignore..., et un phénomène qui toucherait de plus en plus de jeunes.

Comment garder la flamme quand le désir s'en est allé, au point de mettre la sexualité de côté? Une étude publiée dans *The Journal of Sexual Medicine* en 2016 révèle que les couples font de moins en moins l'amour depuis dix ans, en particulier les couples mariés. Les causes de cette baisse de désir sexuel: l'invasion des smartphones qui nous accaparent partout et tout le temps, l'accès illimité aux films et aux séries, l'accès à toutes sortes de plaisirs qui, au lieu de nous combler et de nous rendre heureux, créent de plus en plus de frustrations, un avenir économique et écologique incertain et beaucoup de pression au travail. Résultat: le désir sexuel n'est plus la priorité. Il est par ailleurs bien connu que moins on fait l'amour et moins on en a envie. Une certitude cependant, rayer la sexualité de sa vie réclame de déplacer l'investissement de couple sur d'autres champs d'intérêts communs: la complicité, l'affection, la famille, des goûts partagés pour la bonne chère, le cinéma, des voyages, etc.

L'envie d'être ensemble serait dans ce genre de couples plus forte que celle d'être des amants. Pourquoi pas! Pas de sexe ne veut pas dire qu'il n'y a pas une certaine sensualité faite de caresses, de baisers, d'enlacements, d'étreintes, voire de stimulations pour faire jouir l'autre et en tirer du plaisir, ce que font par ailleurs de nombreux seniors. Vivre en couple platonique n'est pas un contresens, même s'il y a des risques comme dans tout choix. Tout peut en effet basculer du jour au lendemain si l'un des deux se réveille, des fantasmes érotiques plein la tête, avec l'envie d'en découdre avec sa libido et de rattraper le temps perdu.

Résumé

Faire durer son couple envers et contre tout part d'une bonne intention, à condition qu'il soit « rêvable », ce qui oblige à s'interroger sur qui nous sommes pour nous croire désirable *ad vitam aeternam*. Mauvaise nouvelle, les couples « associations » et « parallèles » présentent plus de risques de dysfonctionnements et donc une plus forte proportion de séparations dues à plus de disputes, plus de tensions et une accumulation de problèmes... Cela dit, comme un couple averti en vaut deux...

« Tendre vers » plus d'intimité conjugale en conscience

« En amants largement perfectibles, nous devons nous réapprendre de toute urgence et recréer impérativement cette intimité pour relancer le désir dans notre couple ! Seulement voilà, comme le pêcheur lance son hameçon, il ne ferre pas son poisson du premier coup. Il doit appâter, jouer de patience et de persévérance. Pour la gagner, cette intimité, il m'a fallu additionner des p'tits bouts de séduction plusieurs fois par jour. Ni trop, ni trop peu. Or elle procède par étapes cette séduction. Vous en oubliez une et pfittt, fini l'intimité… On ne nous a rien appris de tout cela. On répète à l'infini nos maladresses et un jour on ne se touche plus… La maladie de l'intimité. Une maladie insidieuse, sournoise et silencieuse ! »

(Extrait de la pièce *Je suis sexologue mais je me soigne*, © François Parpaix, 2016.)

1er conseil : remettez-vous en question tous les jours

Dorénavant, chaque fois que vous penserez « couple », posez-vous ces 4 questions :

- Ma façon de lui exprimer que je l'aime est-elle en harmonie avec sa façon de faire ?
- Ma façon de faire l'amour est-elle compatible avec ses attentes et réciproquement ?

• Ma façon de l'écouter avec empathie est-elle partagée ?
• Notre complicité dans les tâches quotidiennes est-elle empreinte de reconnaissance, de respect à défaut d'être équilibrée ?
À l'impossible nul n'est tenu et comme nous le répéterons tout au long de ce livre, « tendre vers » suffit largement.

2e conseil en matière d'érotisme
Ce n'est pas la quantité ni la performance qui compte, mais la qualité. Ça s'appelle la sensualité et cela consiste à réveiller tous vos sens dans la volupté.

3e conseil : la pleine conscience
Toutes les injonctions de ce chapitre n'ont de sens que si elles sont appliquées en pleine conscience.

4e conseil en matière de communication
Quand un conflit est inévitable, commencez par souligner ce qui va bien, interdisez-vous tout emballement émotionnel et évitez les mots qui tuent et rendront la phase de réparation-pardon plus difficile. N'oubliez jamais que vous n'êtes pas des ennemis mais des complices de vie ! Petit détail : relevez la tête de votre smartphone pour vous parler.

5e conseil en matière de complicité
Dans toutes les tâches, un mot est galvaudé : celui de responsabilisation. Si votre compagnon rechigne à mettre la main à la pâte – et sous réserve que vous ne passiez pas systématiquement derrière lui pour critiquer – une seule méthode : ne rangez plus, ne lavez plus et ne repassez plus son linge, laissez les factures impayées et le frigo vide, ne préparez pas à manger et tenez bon ! Faites-en un jeu, mais prévenez que dorénavant, ce sera donnant-donnant sur un

programme prédéfini. Pourvu que ma femme ne lise pas ces lignes et ne me prenne pas au mot!

6e conseil: de la fusion et de l'autonomie

Accordez-vous des moments d'intimité rien que pour vous deux... et d'autres moments rien que pour vous! Le soir, quand vous vous retrouvez, respectez un «sas» de décompression, une sorte de temps mort, le temps de poser vos valises pour ne pas décharger chacun vos stress l'un sur l'autre en oubliant l'essentiel: le baiser. Enfin, limitez-vous pour regarder vos propres films et séries...

7e conseil: mettez de l'intensité

Dans le quotidien d'un couple, c'est le contraire de la fébrilité, de l'énervement, de l'agitation et l'antithèse de l'apathie et de la mollesse.

8e conseil: osez la sensualité

«Être un bon mâle avant que d'être un bon amant!», disait Jean-Yves Desjardins. Chaque fois que vous franchissez la distance qui vous sépare pour vous rapprocher amoureusement, n'oubliez pas qu'il ou elle vous regarde et vous apprécie en fonction de ce que vous dégagez. N'avez-vous jamais remarqué comme une simple démarche, redressée et fière, bien ancrée dans votre bassin, toute de fluidité, vous connecte à ce qu'il y a de plus animal en vous?

9e conseil: surprenez-vous

Faites-vous rire mutuellement, rassurez-vous, soutenez-vous, encouragez-vous jusque dans les événements ou les épreuves de la vie.

Résumé

« Un regard, un baiser, un tout petit geste, un mot, pourvu qu'ils soient agis avec lenteur, attention, intensité, sensualité, les yeux dans les yeux. Alors oui, ces gestes cimentent le couple aussi sûrement que les mots, et non, l'hibernation conjugale n'est pas une fatalité... Séduction, intimité et sensualité ! Retenez bien ces trois mots. C'est peut-être le tiercé gagnant pour entretenir le désir dans son couple... » (Extrait de la pièce *Je suis sexologue mais je me soigne*, © François Parpaix, 2016.)

Créer et cultiver quotidiennement de l'intimité dans son couple, c'est retarder son usure, lutter contre la routine et anticiper les tensions. « Tendre vers », ne serait-ce qu'une minute chaque jour, suffit largement ! Le couple reste encore aujourd'hui un projet de vie majeur, même si, comme l'analyse Daniel Welzer-Lang (2007), l'évolution de la conjugalité se fera vers de nouvelles formes d'unions.

À vous de jouer !

En matière de vie à deux, que ce soit aujourd'hui ou demain, avez-vous le réflexe de conjuguer les 4 piliers de l'intimité ?

L'ARRIVÉE D'UN ENFANT

Comment gérer la sexualité d'un couple lors d'une grossesse, après l'accouchement ou lors d'une infertilité ?

Étude de cas

Christine est de nouveau enceinte. Toute la journée, elle porte son attention sur son ventre qui commence à peine à s'arrondir. Elle est rassurée car elle a dépassé le terme de sa dernière fausse couche. C'est son premier enfant et cette fausse couche l'a traumatisée. Elle s'interdit de manger quantité de choses. Gontran tente de la calmer comme il peut. Parfois, elle le rabroue sévèrement. Hier, il n'a pas pu se libérer de son travail pour l'échographie. Elle a boudé et a même hésité à lui faire un compte rendu. Elle s'en veut de son agressivité : « Ne mets plus ton eau de toilette. Mets la télé moins fort. Ne crie pas quand tu joues avec le chien. » Quand il s'approche pour l'embrasser ou caresser ses seins, elle lui saisit aussitôt les mains pour les poser sur son ventre : « Tu sens comme il bouge ? » Christine n'a vraiment pas la tête à la bagatelle. S'il pose la tête sur son ventre, elle se crispe : « Tu l'empêches de bouger ses petites jambes. »
Quand il l'aperçoit nue, Gontran s'émerveille de sa beauté : ses fesses pleines, ses seins qui ont doublé de volume, et

même son sexe tendu et gonflé comme un abricot. Il adore le prendre et l'envelopper délicatement dans sa main. Quand Gontran la pénètre, elle se crispe, alors qu'il la sait très excitée : « Attention, pas trop fort pour ne pas blesser le bébé. » Alors Gontran se retire, mais ce n'est pas pour autant qu'elle le caresse pour se faire pardonner. Pourtant, il respecte toutes ses peurs qui se résument en une seule : perdre le bébé. Pour tout dire, lui non plus n'est pas si rassuré que ça.

Le gynécologue leur a pourtant bien expliqué que le bébé était à l'abri dans son utérus et qu'ils pouvaient faire l'amour ! S'il savait que la seule concession qu'elle s'autorise, c'est sa cigarette électronique et un petit verre de porto quand elle reçoit des copines…

Toujours est-il qu'il entame son quatrième mois d'abstinence coïtale. Il s'inquiète pour la reprise de la sexualité après son accouchement. La connaissant, Christine va vouloir être une maman parfaite.

L'ŒIL DU SPÉCIALISTE

Christine vit pleinement sa grossesse, mais dans l'angoisse d'une deuxième fausse couche.

Elle a beau impliquer Gontran, très heureux d'être un futur papa, la grossesse reste quand même son affaire à elle. Elle couve son petit et l'entoure de mille précautions. Bravo Christine, à deux remarques près : le petit verre de porto et la cigarette électronique ne sont pas indiqués ! Quant à Gontran, il a quelques raisons de s'inquiéter de l'avenir de la sexualité du couple. Le bébé est une chose, l'intimité du couple une autre.

Quelques chiffres

- L'âge de la première grossesse est passé de 24 ans en 1970 à 30 ans en 2019.
- 64 % des femmes ont moins fait l'amour pendant leur grossesse et 4 % disent l'avoir fait plus souvent (CHU de Nantes).
- Chypre a le taux de naissances par césarienne le plus élevé d'Europe (54,8 % en 2017) ; la Finlande le plus faible (16,5 %).
- 20 % des parturientes font une dépression du post-partum, ce qui n'est pas sans incidence sur le couple.
- 1 couple sur 2 dit attendre 8 mois pour retrouver la qualité de sa sexualité (9 mois pour les primipares).
- L'infertilité est, pour 30 % des cas, d'origine féminine, pour 20 % masculine, pour 40 % mixte et pour 10 % indéterminée ; 25 000 enfants naissent par PMA en France par an.

Tout cela pose la question de savoir jusqu'à quel point la sexualité d'un couple est fragilisée ou non par une grossesse et l'arrivée d'un enfant.

Un principe : que devient la sexualité du couple ?

Pendant une grossesse, les humains continuent d'avoir des relations sexuelles, quand tous les mammifères en phase de gestation arrêtent.

Le bébé est le rêve absolu de la plupart des femmes, mais aussi un fantasme social convenu sans que suive toujours la maturité nécessaire pour porter ce projet. Pour les femmes débordées qui sont prises entre leur désir de carrière, leur envie de s'épanouir dans leur couple, de gérer un foyer, les copines… et l'arrivée d'un enfant, la grossesse devient vite tout sauf un rêve. Le couple peut être mis à rude épreuve. L'arrivée d'un enfant est donc bien une nouvelle étape dans la vie de couple.

Pendant la grossesse

Il est faux de croire qu'un bébé dans le ventre de sa mère est en danger lors des relations sexuelles et que le couple doit s'abstenir d'en avoir. Tout comme il est mal venu d'exiger que la reprise des relations après un accouchement ait lieu le plus tard possible. Une bonne fois pour toutes, la femme enceinte peut mener une vie sexuelle normale sous réserve d'aménagement compte tenu des bouleversements anatomo-psycho-physiologiques.

La libido au cours de la grossesse fait preuve de variabilité : inchangée pour la plupart des femmes, elle augmente pour certaines et diminue pour d'autres… Pareil pour les hommes : certains hommes gardent le même désir pour leur femme quand d'autres sont rebutés par ses transformations physiques. En fait, la neurochimie de leur cerveau est bouleversée au point que les futurs papas développent plus de tendresse.

• Au cours du **1er trimestre**, la libido est souvent fragilisée (et encore plus si elle était déjà faible avant). La fatigue, les nausées, les vomissements, la prise de poids, les hémorroïdes, les hypersécrétions, les écoulements au niveau des seins souvent douloureux, les lombalgies et les jambes lourdes n'arrangent rien…

• Le **2e trimestre** est paradoxalement une découverte érotique pour certaines femmes. Comme elles ont une meilleure perception de leur sexe, des seins plus tendus et donc plus sensibles, elles assument mieux leur féminité. Pendant les rapports, elles ont une sensation de plénitude vaginale plus nette et leur orifice vaginal plus étroit – de par la vasocongestion permanente du périnée – le rend plus sensible. Elles se sentent femme comme jamais et de plus en plus maman car le bébé commence à bouger.

• Au **3e trimestre**, la libido diminue, la femme étant mal à l'aise du fait du volume de son abdomen. La position coïtale en cuillère ou position du 99 (décubitus latéral gauche) est l'idéal pendant l'acte sexuel. La congestion pelvienne diminue les sensations ! La phase dite de résolution après l'orgasme permet une sensation de bien-être, mais parfois avec risque de contractions utérines. N'empêche, de par l'inconfort et la fatigue, il y a une nette diminution des rapports sexuels.

Après l'accouchement

• Au cours de l'allaitement, il y a, de par la sécrétion de prolactine, très peu de lubrification vaginale. La paroi vaginale, elle, reste fragile et mince durant toute cette période.

• Le désir sexuel coïtal ne redeviendra ce qu'il était qu'après l'allaitement. Il est en effet lui aussi freiné par la prolactine, mais aussi par une image corporelle mal perçue (seins, ventre et vulve déformés, vergetures, ambivalence d'une poitrine nourrissante qui peut difficilement redevenir objet érotique pour le partenaire, etc.).

N.B. : Un mot sur « l'accouchement naturel »

Jamais les femmes n'ont été aussi protégées, entourées, accompagnées et n'ont autant bénéficié d'aides sociales. Pourtant, on a l'impression qu'elles n'ont jamais été autant frustrées et critiques. Amy Eileen Hamm dénonce cette envie de vouloir revenir en arrière en accouchant « 100 % bio » avec le risque de retomber trois siècles en arrière. C'est oublier que la mort de la mère et/ou de l'enfant lors de l'accouchement était un phénomène très naturel avant l'arrivée de la science, sur fond d'obscurantisme et de négationnisme scientifique. C'est facile, **le lendemain d'une naissance qui n'a posé aucun problème en maternité, de regretter de n'avoir pas pu accoucher tranquillement à la maison. La meilleure réponse à apporter à cette mode du retour au naturel est d'exiger l'amélioration constante des modèles médicaux existants (moins de césariennes, mieux se focaliser sur la patiente, l'impliquer plus dans le déroulement de son accouchement, etc.).**

Et le rôle de la personnalité ?

Logique de système oblige, la sexualité de la femme dépend à la fois de son degré d'anxiété avant d'être enceinte et du bonheur qu'elle éprouve à l'être ; transformations hormonales obligent, elle baigne dans une sorte de quiétude.

Pendant ce temps, côté masculin, chacun voit midi à sa porte. L'homme hyperfusionnel s'inquiète de l'intrusion de l'enfant quand l'homme à forte libido s'inquiète de voir sa compagne reporter toute son attention sur l'enfant et désinvestir le sexe.

Les femmes s'inscrivant dans un schéma cognitif dysfonctionnel de type abandonnique (ayant vécu une forme d'abandon dans leur enfance) auront tendance à surinvestir et à surprotéger leur enfant au détriment du couple : 100 % maman, et moins amante.

Pour les couples à risque de séparation (les couples « parallèle » et « association »), la grossesse et l'arrivée d'un enfant accentuent les risques de divergence. Mais ne caricaturons pas : l'immaturité peut faire place à plus de maturité chez les conjoints, surtout si la maman est bien accompagnée par son partenaire et par son entourage. Chez d'autres, rien ne change, déresponsabilisation et égoïsme obligent : « C'est pas un mioche qui va nous pourrir la vie. Pourquoi il pleure tout le temps ? Mets-lui une tétine ! » Si vous vouliez la paix et garder votre petit confort, il ne fallait tout simplement pas faire un enfant.

Le risque de relations extraconjugales existant avant la grossesse, il existe après, et des études prouvent qu'il augmente pendant. Peu importe les raisons (frustration sexuelle, rejet du corps transformé, recherche d'attention et d'affection, peur de devenir père), c'est bien la preuve qu'il faut coûte que coûte cultiver et soigner l'intimité de son couple.

En cas d'infertilité

Qu'elle soit connue ou non, rapportée à l'un ou à l'autre, voire aux deux, la cause de l'infertilité peut être lourde de conséquences dans un couple. Fragilisation inconsciente de sa masculinité et parfois baisse de libido, trouble de l'érection pour l'homme, idem pour la femme.

Si la médicalisation du désir d'enfant est à la pointe de ce que sait faire l'humanité, elle débouche en même temps sur une instrumentalisation de la sphère intime du couple, avec des effets délétères. L'intrusion d'un tiers, même en blouse blanche, n'est pas toujours bien vécue, sans compter les effets secondaires des traitements hormonaux : fatigue, prise de poids, bouffées de chaleur, nausées. Sans parler également de la vision des religions, opposées au fait d'accepter le spermatozoïde d'un donneur, ce qui revient selon elles à tromper son partenaire, ou du regard suspicieux de la société.

Résumé

Entre l'impatience d'un projet d'enfant, l'euphorie de l'annonce d'être enceinte, l'état de grâce de porter un enfant, l'appréhension de l'accouchement, la panique de l'allaitement et le fait d'être devenue « mère », la tentation d'être moins amants que parents est forte.

Mère, épouse, amante et femme à la fois

Tout projet d'enfant bouleverse un écosystème conjugal fragile par essence. Il faut donc beaucoup d'intelligence émotionnelle pour gérer et harmoniser le tout. Cela demande à chacun de faire des concessions sous peine de devoir faire le grand écart entre préserver son petit confort, penser couple et remplir son rôle de père et/ou de mère.

Pendant la grossesse

Sont une contre-indication absolue aux relations sexuelles : les antécédents de grossesses multiples, les cas de saignements, les risques de fausse couche, de rupture prématurée de membrane, quand le placenta est inséré bas, les risques d'accouchement prématuré en cas de contractions utérines… Dans tous les cas, votre gynécologue vous informera à temps.

1er conseil : faites l'amour si vous en avez envie

Bébé ne percevra pas votre lubricité, il ne verra pas vos organes génitaux, ne souffrira pas des secousses coïtales, ne vous entendra pas jouir, etc.

2e conseil : refusez-vous certains plaisirs

Fumer, boire de l'alcool, prendre des psychostimulants nuiront obligatoirement au développement de l'enfant. Qui s'amuserait à coller une cigarette dans la bouche de son bébé ou à mettre de l'alcool dans son biberon ?

3e conseil : les jeux érotiques

La palette des jeux érotiques où on peut malgré tout se passer de pénétration est infinie... Ayez de l'imagination et accordez-vous autant d'excursions sensuelles que vous le voulez.

Après l'accouchement

La vie de couple reprend tout doucement ses droits avec le petit nouveau. La reprise des relations sexuelles ne pourra se faire qu'avec l'accord plein et entier de la femme.

1er conseil : une reprise sexuelle douce et progressive

Il semblerait qu'après accouchement par voie basse et épisiotomie, la femme reprenne moins vite les relations sexuelles qu'après une césarienne. Quoi qu'il en soit, dans tous les cas, la sensation de distension vaginale autour du pénis est présente et elle demandera aux deux un certain temps pour retrouver leurs marques. Si la moindre douleur survient sur un point d'épisiotomie, il faut aussitôt le traiter.

2e conseil : la consultation du post-partum

Classiquement faite pour prescrire une contraception, c'est aussi une excellente occasion pour aborder la reprise de la sexualité et poser les questions que vous souhaitez sur ce sujet ; même chose au cours de la rééducation périnéale.

3e conseil concernant le cosleeping et l'allaitement
Il est légitime pour une maman épuisée, réveillée autant de fois que bébé a faim (une tétée toutes les 3 heures, 24 h/24), de souhaiter la présence du bébé à côté d'elle pour ne pas avoir à se lever. Sa libido passera au second plan, mais... elle le fera pour vous. Avec un gel lubrifiant s'il vous plaît et une petite précision : non, l'allaitement n'est pas un moyen de contraception.
Le cosleeping, qui consiste à faire dormir l'enfant dans le lit conjugal pour ne pas avoir à se lever et pouvoir lui donner le sein aussitôt, se paie cash au bout d'un certain temps. Le retour dans sa chambre sera plus difficile, ce qui retardera d'autant une reprise confortable des relations sexuelles.

Pendant une PMA

Sachant qu'on multiplie par dix le stress dans le couple...

1er conseil : ne devenez pas une obsédée de l'ovulation !
Essayez de ne pas être obsédée par le résultat au point d'oublier que vous faites d'abord et avant tout l'amour. À la moindre interrogation, échangez sur vos doutes, vos inquiétudes, vos peurs, vos ressentis, vos frustrations... les yeux dans les yeux.

2e conseil : faites bien la différence
Vouloir un bébé est une chose, mais ne laissez pas la machine médicale, qui ne fait que son travail, engloutir votre intimité de couple.

3e conseil : l'écoute du centre de PMA
C'est trop bête d'arriver à avoir un bébé et de finir par se séparer

dans les mois qui suivent. Faites-vous aider par le psychothérapeute du centre pour une écoute psychologique, sexologique et conjugale.

Résumé
Plus que jamais, le couple, autour de l'arrivée d'un enfant, doit être vigilant, cultiver de l'intimité et s'accorder du temps pour lui.

À vous de jouer !
Quelles croyances véhiculez-vous autour du désir d'enfant et de la grossesse en relation avec votre couple et sa sexualité ?

INFIDÉLITÉS

Quels sont les dangers d'une relation extraconjugale, ses éventuels bienfaits et comment s'en relever ?

Étude de cas

Sébastien a 45 ans. Il ne compte plus les incartades à son contrat de mariage avec Céline. Céline, la mère de ses deux filles, qu'il aime énormément et qui reste l'unique femme de sa vie… Sauf que cette fois, le chasseur est pris à son propre piège. Marie est la rencontre à laquelle il ne s'attendait pas, celle qu'il ne croyait plus possible. Du charme à revendre, un sourire impertinent, et pour ce qu'il en devine, de l'intelligence de vie à foison.
Il aime plaire aux femmes et a toujours eu des aventures avec de belles personnes. Des rencontres assumées dont il aurait trouvé idiot de se priver, même s'il n'aurait pas supporté la même chose de la part de Céline. Commercial en automobiles, il en côtoie des clientes, et certaines pas farouches pour deux sous.
Marie a douze ans de moins que lui. Heureusement, elle habite en Bretagne et lui dans la Mayenne. Elle est divorcée depuis deux ans et a une fille de 13 ans. Ils ont sympathisé au cours d'un séminaire et se sont tout de suite plu. Ils ont

commencé par échanger des mails pour le travail, toujours avec une petite touche d'humour soft, puis ils ont parlé d'eux, de leur intimité. Depuis sa séparation, Marie se méfie des hommes. Sébastien est le premier avec lequel elle a eu envie de se livrer. Il connaît les femmes, il la comprend. Elle sent qu'elle est en train de tomber amoureuse…
Sébastien pense à elle tout le temps. Il attend ses SMS. Quand il fait l'amour avec Céline – ça a toujours très bien fonctionné entre eux –, il pense à Marie. Pour la première fois, il ne maîtrise pas. Comme mue par son instinct, en ce moment, Céline ne sait pas quoi faire pour lui plaire. Elle se remaquille, elle a perdu du poids… Elle est superbe. Si Céline lui annonçait qu'elle partait vivre avec un amant, dans l'euphorie, il partirait aussitôt vivre avec Marie, mais il l'aurait mauvaise et intérieurement, il sait qu'il ferait la bêtise de sa vie. Décidément, les femmes le consument.

L'ŒIL DU SPÉCIALISTE

Sébastien aime plaire, être aimé, faire l'amour. Un macho… mais avec des scrupules et romantique : il aime sa femme. Il n'a rien à lui reprocher et la notion de « couple » est sacrée pour lui… Enfin, tout est relatif. Sébastien sait qu'il joue avec le feu. Et cette fois-ci, il est tombé amoureux… Avec Marie, ils se sont beaucoup parlé, mais leur relation est virtuelle. Rien à voir avec la vie de chair, de sueurs, de larmes de joie et de chagrin qu'il a partagée avec Céline. Sébastien, qu'est-ce qui ne tourne pas rond dans votre tête ? Après quoi courez-vous ?
Céline et Marie sont des femmes bien. De quelle logique amoureuse et sexuelle êtes-vous prisonnier ? Consultez !

Quelques chiffres

- De nos jours, 1 femme sur 3 et 1 homme sur 2 reconnaissent avoir eu une relation extraconjugale (REC), contre 1 femme sur 10 en 1970.
- 1/3 des séparations de couple sont dues à une relation extraconjugale.

Tout cela pose la question de savoir si un couple peut se relever d'une relation extraconjugale.

Un principe : les mille et une façons de s'échapper de son couple

Se jurer fidélité, de nos jours, est un défi et un pari – limite démodé – dans notre société consumériste nous poussant sans cesse à être curieux, à tester, à goûter, à apprécier le sexe, le vin, les loisirs, le sport, les vacances, etc. Le vagabondage sexuel et sentimental est presque devenu un sport national.

Avec une espérance de vie de 79,5 ans pour les hommes et de 85,3 ans pour les femmes, si vous vous êtes mis en couple à 25 ans, cela vous fera au minimum 54 ans à vivre ensemble. L'ère du couple « fissionnel » où chacun, avant de s'engager, pose ses conditions, dit ce qui sera permis ou non (sorties entre potes ou copines, danser, flirter, coucher), cette ère annoncée par

Serge Chaumier est-elle arrivée ? Au XXIe siècle, quel contenu mettre dans les mots « fidélité » et « infidélité » ?

Historique de la relation extraconjugale (REC)

Le braconnage sexuel et/ou sentimental est inscrit dans nos gènes et dans la nature. Après tout, nous sommes des mammifères, dont les mâles courent tous azimuts pour semer leur sperme et dont les femelles sont sélectives, en quête du meilleur mâle pour être fécondées, accompagnées et pour protéger les premiers pas de leurs petits.

Sauf que chez les humains, la culture change la donne. Le mâle veut être certain que l'enfant vient de lui. Résultat : la femme est sa propriété exclusive, et il peut en cas d'infidélité tuer l'offenseur, répudier sa femme ou la tuer. Petit à petit, la fidélité s'est trouvée corsetée entre le juridique et le religieux. Si c'est un sacrilège de rompre l'injonction « tu ne commettras pas d'adultère », il y a quand même deux poids deux mesures selon qu'on est une femme ou un homme.

Heureusement, aujourd'hui, on ne passe plus devant un tribunal pour délit d'adultère. En France, l'infidélité n'est plus une faute pénale depuis 1975, même si l'article 212 du Code civil stipule que « les époux se doivent mutuellement respect, fidélité, secours, assistance ». La REC est du domaine privé, même si, souvent, l'entourage proche sanctionne l'infidèle.

Par ailleurs, si l'adultère fait désormais partie des possibles, la notion de fidélité – *a priori* immuable – évolue : l'infidélité consisterait plus à tomber amoureux qu'à avoir une relation sexuelle extraconjugale. Pour preuve, on se sépare plus facilement de son conjoint quand le lien amoureux s'est distendu.

Si l'engagement à vie fait toujours des émules, le nombre de divorces pose question. C'est un peu comme si l'enfermement du lien intraconjugal était contrebalancé par un besoin d'aération extraconjugale. Voilà pourquoi nous préférons le terme REC à celui d'infidélité qui s'inscrit plus sur un plan moral et laisse moins de chance à la dédramatisation-réparation dans le psychodrame qui se joue. Peu importe l'expression, « simple escapade », « petite histoire de cul », « amourette », « envie de désir nomade », « un coup de canif dans le contrat », « une aventure sans lendemain », « une sortie de route extraconjugale », « un besoin de respirer un air de liberté... », ça passe toujours mal.

Où commence l'infidélité ?

Est-ce tromper dans un couple que de laisser traîner son regard sur une tierce personne et de dire qu'elle a un beau cul, de flatter son ou sa collègue, d'échanger une correspondance mail avec une amie ? Est-ce être infidèle de se masturber devant un porno ? Est-ce de l'infidélité de s'apprêter et de se maquiller plus pour ses collègues de travail que pour son partenaire ? Est-ce tromper de sourire à une blague un peu osée d'un collègue qu'on ne supporterait pas de son compagnon ? Est-ce tromper de ne pas dire qu'on a croisé son ex et bu un café avec ?

La notion d'infidélité est relative. Catherine Millet disait que la fidélité sexuelle consiste à interdire à quiconque de s'allonger sur ou dans le lit conjugal, mais qu'en dehors de ces limites, peu importe le nombre de partenaires. Michel Onfray explique qu'« on peut aimer sa femme, ses enfants, sa famille – mais aussi son mari, ses enfants, sa famille – et ne pas réduire sa vie intime à ce qu'autorise le couple monogame, fidèle, cohabitant et bourgeois ». Nous sommes là dans des approches hédonistes et libertaires du couple qui ne fonctionnent que quand les deux sont d'accord. Ça reste compliqué quand le bonheur de l'un se fait sur le dos et à l'insu de l'autre.

La REC a-t-elle ses avantages ?

Dans l'absolu et la bien-pensance mise à part, outre – sur le plan personnel – relancer une libido endormie et se sentir à nouveau jeune comme à 20 ans, une relation extra-conjugale peut, de façon inattendue et paradoxale, relancer une libido éteinte et parfois un couple qui se perdait de vue... Là où le sexologue aurait « trimé », le résultat est parfois spectaculaire... mais à quel prix !

Pour Pascale Wattier et Olivier Picard, les Français « défendent le droit de chaque couple à redéfinir sa liberté conjugale dans un subtil dosage de secret et de transparence », encouragés en cela par les magazines féminins : « Votre mari vous délaisse, tentez l'aventure. » Des sites vous fournissent même des alibis béton ! Moyennant finance, le site Gleeden s'est fait une spécialité de faciliter les aventures entre personnes mariées. En faire un système : révolution, involution ou régression ?

Je place à part la REC dans les couples où l'échange n'est plus possible, quand une maladie chronique, un handicap, une dépendance grave et définitive sont installés depuis des années et n'autorisent plus qu'un ersatz d'intimité. Idem quand règne la peur. Là, l'amant vous donne la force de quitter un partenaire violent et jaloux.

Reste que l'infidélité n'est pas une solution viable quand elle se répète à l'infini. Savez-vous qu'aux États-Unis, certaines juridictions font payer l'amant ou la maîtresse pour usurpation de fonction et compensation d'une privation affective et du temps volé au conjoint légitime ? Et si c'étaient bientôt les amants qui devenaient les dindons de la farce ?

Les 3 modes opérationnels de la REC

Entretenir une REC réclame de l'organisation et du temps, surtout quand il s'agit d'un petit *quickie* sexuel extraconjugal quotidien de cinq à sept, sur fond d'immaturité et d'insouciance. Ce n'est pas à la portée de toutes les bourses et de toutes les mentalités. Distinguons :

• **L'aventure extraconjugale isolée** ;

• **Les REC à répétition** pour les butineurs hédonistes et les addicts à la séduction ;

• **La REC suivie (ou liaison)** qui s'inscrit dans le temps avec son éternel triangle amoureux.

Lucy Vincent, neurobiologiste, affirme que d'un point de vue biologique, « nous sommes génétiquement programmés pour rester ensemble une trentaine de mois environ » : le temps de concevoir un enfant, de l'allaiter et qu'il trouve un minimum d'autonomie.

Peu importe le mobile et les circonstances de la rencontre. Seule l'analyse de la logique de système de chacun permettra de comprendre comment on en arrive à surseoir à ses valeurs, à son éthique morale et à transgresser son engagement avec son partenaire.

Chacun sa sensibilité

Qu'on soit un homme ou une femme, la REC, avec son lot de colère, d'humiliation, de sentiment de rejet, d'abandon, réveillant parfois des blessures anciennes, est une profonde blessure pour celui ou celle qui la subit. Les personnes insécures sont les plus touchées : elles se sentent sans intérêt, nulles, moches et bêtes et ont l'impression qu'elles ne méritent pas d'être aimées. Le sécure affectif, lui, sera affecté, mais il sait qu'il surmontera l'épreuve et est convaincu qu'un jour, il rencontrera d'autres belles personnes.

On dit classiquement que l'homme tolère plus facilement une tromperie amoureuse de sa femme à condition qu'elle n'ait pas couché, ce qui remettrait en cause sa virilité ! Et que la femme tolère plus facilement une REC purement sexuelle de son partenaire, mais qu'elle vivrait très mal qu'il tombe amoureux, ce qui prouverait qu'il ne l'aime plus !

La perception actuelle dans les mentalités serait de dire qu'une REC avec relation sexuelle est plus choquante à entendre, mais que l'infidélité sur fond d'une histoire d'amour blesse plus en profondeur. La réalité est, qu'en fait, tout dépend de là où on a l'habitude de placer le curseur de son ego et ce qui prédomine chez soi, un côté plus sentimental que sexuel ou l'inverse. Une évidence : nos sociétés ne réservent pas le même sort à l'infidèle selon qu'il est une femme ou un homme.

Un environnement de plus en plus tentant et intrusif

Avec une individuation de plus en plus prégnante, pas étonnant que cela mène à la fragilisation du couple et qu'on ait l'impression que l'herbe est plus verte ailleurs. Les sollicitations sont multiples, des plus insignifiantes aux plus caractérisées :

• Les collègues de travail, les transports en ville, les terrasses de café, les sorties en boîte, en bande, le contenu des magazines, les modes vestimentaires aux airs de liberté sexuelle…

• Les sites de rencontres qui favorisent une sexualité extra-conjugale. Flirter par mail échauffe les esprits et donne l'envie pressante de se rencontrer.

• Les rapports tarifés se targuent d'être une façon de tromper sans tomber amoureux. Bien obligée de constater pour la romancière Emma Becker qui a expérimenté par choix la prostitution pendant deux années en Allemagne, qu'« il y a beaucoup d'immaturité chez les hommes obnubilés par leur queue, qui aiment se soumettre en collants ou se faire attacher et sont vite comblés par trois cris bien placés de la professionnelle » (*La Maison*, Flammarion, 2019). Elle parle de misère humaine du sexe masculin qui trouve plus facilement un exutoire avec des professionnelles du sexe.

• Les couples « open ». En club échangiste, le droit de dire « non » est de rigueur. L'homme propose et la femme dispose. Le couple s'autorise une sexualité en groupe, mais en présence de l'autre. L'échangisme est le fantasme de beaucoup d'hommes. Dans la réalité, c'est une façon de casser la routine, de mettre du peps dans son couple sans se tromper. Même de jeunes couples qui n'ont plus de tabous y vont une ou deux fois par an, faute d'imagination, pour occuper une soirée. Entre potes, c'est plus drôle ! Dans la réalité, il y en a toujours un qui a plus envie que l'autre et un qui finit par céder (la femme en général). Cette dernière peut ultérieurement y trouver tellement son compte que l'initiateur du projet finira par prendre peur ou regretter. Le libertinage n'est par ailleurs ni une thérapie pour le couple, ni une thérapie à la portée de tous. Mieux vaut s'abstenir si l'un des deux est jaloux. Les risques sont réels, dont celui de s'enticher d'un tiers et de le retrouver en cachette, un comble ! Le risque existe aussi, mais plus tard, de se sentir souillé de s'être adonné à cette pratique au point d'en vouloir à l'initiateur. **Ne vous croyez pas plus libéré que vous ne l'êtes !**

Le défi du couple

La fidélité garde aujourd'hui toute sa valeur. Désormais, elle renvoie moins à la morale qu'au manque de respect vis-à-vis du partenaire. **La fidélité et l'infidélité renvoient donc moins au sexe qu'au respect à la fois du partenaire et de la qualité de la relation et à sa propre complexité.**

Pour le sociologue François de Singly, la question désormais est de « concilier la liberté de soi et l'unité de soi, qui est dans la contrainte du couple fidèle. [...] Le contrat conjugal est très variable d'un couple à l'autre, encore plus maintenant que le Web offre la possibilité de jouer à se tromper l'un l'autre en fréquentant Meetic, sans passer à l'acte. » Pour Jacques-Antoine Malarewicz, « de plus en plus de femmes trompent leur mari, de guerre lasse, pour trouver ailleurs la tendresse et l'attention qui font défaut dans leur couple, sans remettre celui-ci en question ».

Résumé

Si la REC est un fait social indubitable, elle n'est pas une fatalité. Fait rassurant, nos jeunes revendiquent toujours l'amour fidèle, sauf qu'une fois devenus adultes, ils seront un sur deux à se séparer, majoritairement pour cause d'adultère... Pour le sexologue, la REC est un événement majeur et déchirant pour les deux partenaires, mais pas une fin en soi. Elle offre une opportunité unique de revisiter sa logique de système individuelle sexuelle et sentimentale et la dynamique du couple.

Bien malin celui ou celle qui peut faire la leçon

Pascal Bruckner dénonce la censure moraliste sur la REC en faisant ce constat : « Tout le monde a été, au moins une fois dans sa vie, trompeur ou trompé, et l'on survit aux vagabondages de son conjoint, quelles que soient les douleurs éprouvées. » S'agit-il des prémices d'un nouveau paradigme ? Hélène Morand dit de son couple : « Je suis la femme la plus trompée par mon mari, mais la plus aimée par lui. » « Si vous ne voulez pas vivre ou subir une infidélité dans votre couple, ayez un couple qui ne dure pas longtemps... », dit par ailleurs sous forme de boutade François de Singly. Le sexologue écoute, apaise et tente de dégonfler la charge émotionnelle en jeu. En consultation, c'est une opportunité unique pour comprendre la logique amoureuse et sexuelle de chacun et donner le temps de mûrir toute décision lourde de conséquences.

Quelques conseils si vous êtes embourbés dans les méandres de la REC :

1er conseil : restez digne dans votre souffrance

Nombre de femmes et d'hommes brisés, en apprenant qu'ils ont été trahis, pètent un câble et perdent les pédales : hurlements, vengeance matérielle, scandales publics et sur le lieu de travail, insultes et mots de haine, alcoolisation ou prise de médicaments massive, violences physiques, menaces de mort, tromperie dans la foulée, humiliation et dénigrement devant les enfants, conduite dangereuse, etc. La douleur est compréhensible, mais une telle perte de contrôle infondée. La pire des stratégies. En plus d'être traumatisant pour les enfants et de vous dévaloriser aux yeux de votre entourage. Ou comment se tirer une balle dans le pied… surtout quand celui ou celle qui est à l'origine de votre douleur ne sait que faire pour vous reconquérir.

2e conseil : tout avouer ?

Quel intérêt de vouloir savoir en détail ce que votre mari ou votre femme faisait avec sa maîtresse et de dire : « Je veux tout savoir dans les moindres détails ! Où, quand, comment, combien de fois, depuis quand, ce qu'elle te faisait, etc. ? » Où l'art de se faire mal. Réfléchissez à deux fois avant de tout balancer. Pas sûr qu'elle ou qu'il puisse encaisser des images qui ne s'effaceront jamais de sa mémoire.

Tout avouer sur un coup de tête par culpabilité, à genoux, en pleurs, le lendemain d'une REC impromptue ?… Et si vous commenciez par avoir le courage de regarder votre comportement en face, de ravaler votre honte et d'assumer votre culpabilité, plutôt que de lui balancer en pleine figure tout votre paquet de linge sale, au risque de condamner l'équilibre de votre couple qui finalement n'allait pas si mal ? Revoyez le magnifique film *Sur la route de Madison* de Clint

Eastwood, où Francesca, interprétée par Meryl Streep, cache toute sa vie son unique incartade.
Si vraiment c'est important pour vous de libérer votre conscience, foncez, mais alors choisissez le bon moment, les bons mots et la bonne attitude. Assurez-vous que vous ne risquez pas de faire plus de dégâts que votre aveu n'en réparera.

3e conseil : sachez pardonner et donner une chance

Si vous décidez de passer l'éponge en toute connaissance de cause sur une REC de votre partenaire, c'est à la condition de lui accorder un vrai pardon et de redéfinir ensemble un nouveau contrat, sous peine d'être rongé par la rancœur et la jalousie. Mais un contrat, c'est comme une promesse : seuls les actes comptent. Cela ne vous dispense pas d'être vigilant(e) : un homme (une femme) averti(e) en vaut deux !
La jalousie est un véritable tue-l'amour. Plutôt que de payer une « testeuse de fidélité » ou des *honey traps* (pièges à chéries), très faciles à trouver sur Internet, utilisez plutôt votre argent pour vous payer un week-end en amoureux à Étretat. Et posez-vous la question : n'est-il pas aussi dégradant de tromper que de piéger ?

4e conseil si vous êtes un don Juan

Une bonne fois pour toutes, si vous êtes un *serial lover*, assumez votre statut de chasseur solitaire, mais ne vous engagez pas dans des relations de longue durée qui seront une souffrance pour celles et ceux qui croient en vous !

5e conseil : le statut de maîtresse n'est pas toujours plus agréable que celui de cocu

Toutes ces maîtresses d'hommes mariés, qui, par amour et au nom d'une fidélité à une union impossible, sacrifient leur vie, toute chance de maternité, une vie de foyer, les fêtes, les vacances, les anniversaires et tout simplement le plaisir de s'endormir blottis l'un contre l'autre ! Expertes en moments volés, elles ne sont pas dupes de la tragédie de leur situation. Il serait temps que ces femmes pensent vraiment à elles et laissent porte close !

6e conseil : résister à la tentation ?

Entre une attitude morale par principe et le laxisme par faiblesse de caractère, tous les cas de figure peuvent se présenter. N'empêche, avant de vous engager dans une REC, posez-vous la question de savoir en quoi elle peut être toxique pour vous, pour votre partenaire, votre couple et ses conséquences à long terme. Vous fantasmez une REC ou avez envie de l'entraîner dans un club échangiste... Et si vous jouiez à vous comporter dans le quotidien de votre propre couple en « libertin(e) coquin(e) » ?

Résumé

Je reste convaincu que les couples qui se sont formés sur des bases solides ont plus de chances de surmonter l'épreuve d'une relation extraconjugale et d'en sortir parfois renforcés. Tout comme il importe d'apprendre à savourer les choses simples de la vie à deux, à ne pas être frustré par l'ordinaire d'un quotidien, à trouver du sens dans l'habitude, à gérer la frustration, à concéder mais constamment se réinventer, et donc à se remettre en question…

À vous de jouer !

Quels sont les mobiles qui pourraient vous pousser à être infidèle ? Êtes-vous prêt à l'assumer, sinon quelles solutions proposez-vous pour l'anticiper ?

VIOLENCES CONJUGALES

Comment prévenir les violences conjugales et que faire quand elles surviennent ?

Étude de cas

Les gyrophares bleus des véhicules de police éclairent le quartier résidentiel de Saint-Omer. Un attroupement de gens, certains en robe de chambre, d'autres un imperméable sur les épaules, discutent sur le parking, la tête tournée vers le quatrième étage. L'appartement des Ravier est entièrement éclairé. Des ombres se projettent à l'intérieur. Un ballet incessant de policiers entre et sort de l'immeuble. Les pompiers, eux, descendent un corps enveloppé dans une housse noire. L'équipe du SMUR reste sur place. Des techniciens de la police, habillés en blanc de la tête aux pieds, circulent avec des mallettes et des sacs plastiques pleins. C'est une belle fin de soirée de septembre encore clémente. La température est douce. Une toute petite copropriété paisible vient de vivre un drame. Menottes aux mains et entouré de deux inspecteurs, Franck Ravier est embarqué dans une voiture de police.

Tout le monde a son avis sur ce qui vient de se jouer. C'est impensable. Lui, si affable, et elle, si discrète. Un beau couple assurément. Et à présent, elle est morte. Certains disent qu'elle est tombée au cours d'une dispute. « Pas du tout, elle a fait un malaise et elle s'est cogné lourdement la tête », disent d'autres.

Les langues se délient. Ils se disputaient parfois, mais pas plus et pas moins que tout le monde. Elle s'énervait parfois après les enfants, mais bon. Le voisin de palier, célibataire, un grand échalas tout ébouriffé, n'a rien entendu, accaparé qu'il était par un jeu vidéo, un casque sur les oreilles.
Franck, tout le monde le décrit comme un type discret et sympa. Il est souvent absent pour son travail. Célia est plus réservée. Elle est très occupée avec une famille à tenir, un foyer, deux jeunes enfants et son travail d'assistante de direction dans l'entreprise familiale.
Quand les policiers interrogent Franck au commissariat, il déroule l'histoire. Célia s'était levée plusieurs fois la nuit précédente pour la petite qui avait la diarrhée et de la fièvre. Le matin, elle l'a emmenée chez le médecin. Dans la foulée, elle a accroché sa voiture. Non, vraiment, ce n'était pas son jour. Piteux, il avoue que c'était son jour de congé. Il était rentré de voyage vers minuit et se sentait trop fatigué pour gérer sa fille. Ça ne l'a pas empêché de rejoindre ses copains dans la matinée pour faire un parcours de golf. Il n'est rentré qu'en fin d'après-midi. Célia était furieuse et elle s'est emportée : « C'est franchement pas sympa. Je me tape tout le boulot, toutes les corvées, et toi, tu vas au golf ! » Limite menaçante, elle a laissé exploser sa colère :
« En fait, je suis la pauvre conne de service !
— Tu n'as pas le droit de dire ça. Tu savais que je faisais un parcours avec mes copains.
— Tu n'es qu'un égoïste. C'était à toi d'emmener Léa chez le médecin et de courir après à la pharmacie.
— Allez ma puce, excuse-moi, a-t-il répondu avec un grand sourire charmeur. Avoue que ça t'a plu de pouvoir t'occuper de ta fille ! »

Franck est assis, effondré, devant le bureau de l'inspecteur. Il ne peut plus prononcer un mot tant il est bouleversé. Les larmes affluent. Il continue: «Ça s'est passé tellement vite après. Je n'ai pas vu venir sa gifle! J'étais tellement surpris que mon sang n'a fait qu'un tour. Je l'ai repoussée violemment en arrière d'une main. Célia a perdu l'équilibre, emportant dans la foulée la lampe et le guéridon du salon. J'ai cherché à la rattraper en vain. J'ai vu sa tête…» Il ne peut plus rien articuler.
Le médecin légiste confirmera que la nuque de Célia s'est vraisemblablement brisée quand son crâne a tapé le coin du radiateur mural et qu'elle ne portait aucune autre trace de coups.
L'inspecteur lui fait signer sa déposition. «Jamais je n'ai voulu ça. On s'aimait d'un amour sincère! Je me maudis.»

L'ŒIL DU SPÉCIALISTE

On peut être diplômé, bien intégré socialement, renvoyer l'image d'un couple tranquille et commettre l'irréparable. Colère légitime de Célia. Réaction compréhensible de Franck. Mais il est inadmissible que l'un et l'autre se soient porté la main dessus.
Franck a totalement manqué d'empathie. Pire que ça, il plaisante.
Célia, elle, ne cesse de faire le bon petit soldat, à tout gérer et à tout porter à bout de bras sans rien dire.
Cela aurait été tellement mieux qu'ils expriment chacun leurs besoins et leurs frustrations. Qu'elle dise que, golf ou pas golf, c'était non-négociable. Seulement voilà, Célia fonctionne dans un schéma d'abnégation… et Franck se retrouve meurtrier contre son gré.
Effrayant comme tout peut vite basculer!

Quelques chiffres

- 30 % des femmes dans le monde et en couple font l'expérience de violences physiques ou sexuelles de la part de leur conjoint.
- En France, 1 femme meurt tous les 3 jours des coups de son partenaire (dont 4 sur 10 s'étaient signalées à la police) ; contre 1 homme tous les 13 jours.

Tout cela pose la question de savoir anticiper un passage à l'acte violent dans un couple.

Un principe : la violence conjugale

L'agressivité dans un couple s'évalue sur la façon dont l'un profère des menaces verbales et/ou physiques ou sur la pression morale qu'il exerce quand il fait un reproche ou marque son désaccord.

Si la violence, qui a toujours existé, a permis à l'espèce humaine de survivre jusqu'à nos jours, elle n'a plus lieu d'être dans une société qui se veut protectrice de chacun de ses concitoyens. Reste que le conditionnement et les frustrations émotionnelles et affectives cumulées sont vecteurs de passage à l'acte.

La violence sur autrui (morale, physique) est une insulte à la vie indigne d'un comportement humain. Un homicide par violence conjugale va encore plus loin, puisqu'il y a action de tuer, qu'il s'agisse d'une femme, d'un enfant ou d'un homme. Le comble de l'absurde quand on sait tout ce qu'une vie a demandé d'attentions et d'efforts pour se construire et ce qu'elle apporte à autrui. La violence s'accompagne en outre du risque de se laisser happer par le goût de frapper.

Longtemps, les représentants de la loi, non formés et incrédules, ont eu du mal à faire le tri entre fausse alerte et véritable danger. En caricaturant, cela donnait : « Vous ne voulez quand même pas qu'on mette en examen les gens pour une intention… Mais comptez sur nous, s'il vous frappe à mort, il sera sévèrement condamné à 4 ans de prison ferme. » Aujourd'hui, la violence ne passe plus. La cause est entendue, c'est même une cause nationale et plus personne en France ne peut dire qu'il l'ignore.

Les 3 types de script de la violence conjugale et les 3 profils d'individus violents

La violence conjugale s'exprime de multiples façons qui, le plus souvent, s'additionnent : la violence morale (soupçons, accusations fausses, chantage…), la violence verbale (mots qui blessent, font peur, humilient et rabaissent), la violence physique (ton de la voix, regards, mimiques, esquisse de gestes de la main ou du poing, voire coups) et enfin la violence matérielle (interdiction de sortir, privation d'argent…).

Les 3 scripts

Le psychiatre Roland Coutanceau distingue 3 types de script.

• L'acte violent isolé, unique et ponctuel venant d'une personnalité dite « normale »

Il s'agit d'un dérapage inadmissible, qui reste isolé et n'arrive qu'une fois au cours d'une dispute, exprimant une colère ou une frustration majeure. Des excuses et un bon débriefing plus tard, à tête reposée, et l'incident devrait être clos.

• Les violences conjugales régulières, verbales et/ou physiques, venant de personnalités « subnormales »

Ces personnalités présentent des traits de caractère pathologiques tels que colère, impulsivité, jalousie... La violence est alors le mode d'expression habituel. Un vrai tue-l'amour conjugal vu la menace qui existe à tout moment d'une crise grave qui dégénère.

• Les violences conjugales destructrices

L'individu présente un trouble grave de la personnalité « pathologique », comme chez les sujets paranoïaques ou les psychopathes. Dans ce contexte, le partenaire n'est là que pour exécuter les ordres, subir et se soumettre, avec désintégration progressive de sa personnalité morale et physique et de son estime de soi.

Les 3 profils psychologiques

Roland Coutanceau définit 3 profils psychologiques d'hommes violents, agissant tous sur fond d'immaturité psychique et affective.

• Les anxionévrotiques chez qui on retrouve une certaine fragilité et une estime de soi fragile sur fond de mal-être existentiel

Après coup et acculés, les anxionévrotiques finissent par éprouver de la culpabilité et de la compassion pour la femme qu'ils ont battue. Ils finissent par demander pardon après une prise en charge thérapeutique.

• Les narcissiques pour qui la loi, les règles et les comportements dépendent de l'interprétation qu'ils en font

Dotés d'une mauvaise foi absolue, ils réussissent le tour de force de retourner la situation à leur avantage en se positionnant en victime. Acculés, ils finissent tout de même par admettre qu'ils ont peut-être été un peu loin dans la violence, sans reconnaître pour autant leur tort : « Mais bon, elle l'avait vraiment cherché ! »

• Les sujets pervers, insensibles et murés dans le silence, le déni, niant et balayant d'un revers de main les faits

Ils sont froids, manipulateurs et sadiques. Faire mal leur fait plaisir ; la souffrance de l'autre les excite ou les laisse de marbre. Glacial !

En fait, tout homme peut devenir violent, sans distinction d'origine ethnique, de culture, de niveau intellectuel ou social. Qu'il soit gentil, doux ou qu'il ait un petit gabarit n'est pas un gage de non-violence. Tout comme un manipulateur peut très bien cacher son jeu.

La bonne et la mauvaise dispute

Existe-t-il un enchaînement logique entre l'amorce d'une dispute et le passage à l'acte violent ? Ne mélangeons pas tout. Une dispute pour divergence de vues où le ton monte fait partie d'une vie de couple en bonne santé mentale. Chacun sait mettre les limites avec plus ou moins de bon sens et de compétence. Dans un cas de simple dispute, chacun exprime son désaccord, son opposition, son incompréhension ; parfois le ton monte, parfois on assiste à des cris, des larmes, des mots durs sont échangés, mais la lecture corporelle ne prête pas à confusion : il n'y a ni geste menaçant ni intention de faire mal moralement ou physiquement. S'ensuivra forcément, à un moment, un retour au calme, la charge émotionnelle, qui finit toujours par retomber, offrant un espace à l'apaisement et à la réflexion personnelle où chacun s'excuse et laissant la place à un compromis ou à une concession choisie. À aucun moment la personne ne s'est sentie menacée et il y a toujours eu l'espace pour permettre à l'autre de répondre, même maladroitement et avec une forte charge émotionnelle.

Peu de gens savent communiquer entre eux aujourd'hui. Reste que n'importe qui peut un jour déborder sous l'effet de la menace, de la vexation, de l'humiliation, d'une crise de jalousie… et encore plus dans un contexte propice où règnent l'alcool, la fatigue, la peur, un souci majeur…

Les raisons multifactorielles pour une dyade conjugale singulière

Ne confondons pas un facteur déclencheur ou d'entretien de la violence (alcool, drogue, souci d'argent, divergence sur l'éducation des enfants, incompétence, rudesse sexuelle, chômage, trahison, humiliation, etc.) et l'origine profonde de la violence conjugale : la façon dont une personne s'est construite sur le plan affectif et sa maturité.

Un homme immature sur le plan affectif vivra tout refus de la part de sa partenaire comme de la frustration et il l'interprétera comme la menace d'une séparation, au point de surveiller ses faits et gestes à travers le filtre de la jalousie. Le pervers narcissique fera de sa partenaire sa chose au service de son confort, de ses fantasmes et de son plaisir en la soumettant et sans prendre en compte ses besoins. Une certitude, les dysfonctionnements sexuels (perte de libido, sécheresse vaginale et douleurs pendant les rapports, anorgasmie) en tant que motif de consultation peuvent n'être que la partie visible de l'iceberg d'une maltraitance.

Résumé

L'homme a depuis longtemps prouvé qu'il était capable du pire comme du meilleur. Comme le dit Philip Kerr, « un homme ne connaît pas réellement le degré d'infamie dont il est capable tant qu'il n'y a pas été contraint ».

La tolérance zéro à la violence physique ou morale

Il est important que les hommes prennent conscience de leur peur... en particulier en relation avec leur sexe et leur virilité. Imposer le respect ne suffit pas pour éradiquer le nombre de femmes tuées par des hommes, un chiffre stable année après année. Une vie de couple, ce doit être du gagnant-gagnant. Dès lors, comment se protéger quand la réalité s'éloigne du rêve pour basculer dans la maltraitance conjugale ?

Concernant l'agressée

Devant la menace, il faut réagir vite.

1er conseil : repérez les réactions physiques qui annoncent le passage à l'acte

Repérez-les dans ses paroles, dans ses gestes : tics, mains, trépignement. Repérez-les dans sa mimique : grimaces, lèvres pincées. Repérez-les dans ses autres réactions : pâleur ou au contraire rougeur du visage, regard plus intense, respiration plus courte, narines pincées, etc. La lecture corporelle à elle seule permet d'adopter le comportement approprié.

2e conseil : essayez d'éviter le passage à l'acte

• Trouvez les mots et les gestes apaisants

Cela ne consiste pas seulement à trouver les bons mots, mais à utiliser le ton le plus doux, lent et neutre possible. Des ateliers de communication non-violente sont très profitables pour un couple.

• Trouvez l'attitude corporelle rassurante pour faire descendre la tension

Reste que la fuite est parfois la solution la plus intelligente en attendant que la crise passe pour revenir ensuite donner un premier et dernier avertissement : « Plus jamais ! » Une ou deux techniques de self-defence peuvent beaucoup vous apporter.

3e conseil si les choses s'aggravent avec le temps

Si vous constatez que les crises de violence se multiplient, qu'elles sont de plus en plus rapprochées et intenses, vous devez alerter votre entourage et prendre toutes les dispositions pour empêcher l'escalade. Devant l'inéluctable, vous devez mobiliser et responsabiliser les personnes-ressources de votre entourage – parents, frères et sœurs, amies, collègues (pas de fierté mal placée) – et informer un voisin fiable qu'en cas de cris vous comptez sur lui au moins pour téléphoner à la police… et ce, quelles que soient les excuses que vous trouverez à votre partenaire et quelles que soient ses excuses larmoyantes une fois l'accès de violence passé. Personne n'est obligé de supporter la violence d'autrui, quel que soit le contexte. L'harmonie entre un homme et une femme passe par la conscience de soi et par celle de se dire que l'autre ne nous appartient pas et qu'il n'est avec nous que du seul fait de votre bon vouloir.

Concernant l'agresseur

1er conseil si vous êtes de nature violente et colérique

Dites-vous une bonne fois pour toutes que l'autre n'a rien à voir là-dedans. C'est vous qui avez un problème et cela ne s'arrangera pas avec le temps. Vous risquez de vous retrouver un jour devant le juge. Cela n'a rien à voir avec le fait que vous êtes une bonne personne très appréciée par ailleurs. C'est pathologique et cela se soigne avec de très bons résultats. Première condition : reconnaître que vous êtes un être colérique et que vous ne pouvez plus vous cacher derrière : « C'est plus fort que moi ! Après, je regrette. Je suis comme ça ! »

2e conseil si vous êtes impulsif

Sachez que cet aspect de votre caractère court-circuite votre capacité de réflexion, votre objectivité et qu'il ne laisse aucune possibilité à l'autre de se défendre. L'impulsivité excède un entourage qui est désarmé, à moins de se comporter comme vous : monter le ton ou vous tourner le dos. Votre première victoire sur l'impulsivité : être convaincu qu'elle vous a toujours desservi dans la vie.

Apprenez à repérer les situations qui peuvent déclencher colère et impulsivité. Neutralisez-les en jouant sur vos tensions : repérez-les et détendez vos muscles du visage, du cou et du thorax et surtout expirez… quitte à aller faire trois fois le tour de pâté de maisons ou à taper du poing dans le vide plusieurs fois ! Seulement après vous exprimerez votre frustration, les yeux dans les yeux, avec un débit verbal calme et en commençant par un compliment sincère et juste, et un sourire. En ultime recours contre la colère et l'impulsivité, sachez que les IRSS (une classe d'antidépresseurs) peuvent être un appoint en complément d'un travail en psychothérapie. Les anxiolytiques, le hasch et l'alcool, qui aideraient soi-disant à calmer, sont de mauvais amis addictogènes.

Concernant le rôle de la société

1er conseil : la prévention
Il faut informer les jeunes sur leur propre violence, sur l'égalité des droits entre les hommes et les femmes (quelles que soient leurs cultures et leurs religions) et leur apprendre à gérer la frustration.

2e conseil sur les services de police, la justice et les services sociaux
Ils agissent de concert et avec plus de détermination : convocation au poste de police, avertissement.
Il faut aussi utiliser tous les moyens actuels : recours au numéro d'écoute 3919, port de téléphone d'alerte, hébergement des femmes victimes de violence, bracelet électronique anti-rapprochement, assistante sociale, mesure d'accompagnement protégé, psychothérapie pour les hommes violents. Reste qu'ils sont débordés, manquent d'effectifs et de moyens et qu'il faut faire encore plus.
Les voisins doivent davantage prendre leurs responsabilités quand ils sont témoins de violences conjugales.
Il est important également que les femmes cessent de dire qu'elles sont tombées dans l'escalier au lieu de porter plainte.
Il est désormais obligatoire aux professionnels de santé de signaler les cas d'urgence absolue où il existe un risque sérieux de renouvellement de violence. Sont également prises en compte la notion de circonstance aggravante pour les auteurs de violences dans le cas de harcèlement ayant conduit au suicide et la notion d'emprise psychologique qui prépare souvent la violence physique.

Résumé
Avec ses excès, l'arène médiatique a permis à travers des cas qui ont

défrayé la chronique de mettre au grand jour l'insupportable vérité : des femmes surtout et des hommes (mais aussi des enfants) meurent tous les jours de violence conjugale. Elle a donné des informations sur ce que des milliers de femmes vivent et n'osent pas dire. Les réseaux sociaux, de ce point de vue, sont de formidables lanceurs d'alerte utiles pour maintenir la vigilance.

À vous de jouer !

Avez-vous bien identifié l'enchaînement logique qui, en général, vous met en colère et peut même déclencher de la violence chez vous, au point de frapper ?

SE SÉPARER
ET SE RÉPARER

Comment vivre au mieux une séparation et se reconstruire ?

Étude de cas

Mai 2018 : Jules est marié depuis cinq ans à Virginie. Ils ont des jumeaux de 6 ans.
« On ne se touche plus, on ne fait plus l'amour, on ne partage plus rien depuis des mois. On ne se dispute même plus. Je suis malheureux.
— Moi aussi ! répond Virginie. Ça ne peut plus continuer comme ça. Peut-être que c'est l'heure de nous séparer ?
— Je crois ! »

Juin 2018 : première entrevue chez l'avocat
« Vous souhaitez donc une séparation à l'amiable et vivre séparément le plus vite possible ? Expliquez-moi d'abord comment vous comptez vous organiser pour la garde des enfants. Vous allez devoir vendre votre appartement et solder votre emprunt… »

Mai 2019 : soit un an plus tard, courrier de l'avocat signé en présence du notaire
« Madame et monsieur, en vertu des pouvoirs qui me sont conférés, je vous annonce que vous êtes officiellement divorcés, etc. »

Juin 2020 : Virginie a accroché sur un profil sur Tinder. De toute évidence, ce gars a de l'autodérision. Un an qu'elle n'a pas rencontré d'homme depuis qu'elle s'est séparée de Jules, ni fait l'amour : « Bonjour Thierry. Ton commentaire m'a fait beaucoup rire : "Je ne dirai rien sans la présence de mon avocat !" Alors je te pose quand même LA question qui m'en apprendra enfin beaucoup sur toi : "Aimes-tu la tarte à l'abricot ?" »

Mai 2021 : Virginie fête avec Chris la date anniversaire de leur première rencontre.
Ils se marient cet automne. Une belle idée de Chris d'avoir réservé cette villa d'hôtes dans les Landes. Les jumeaux s'amusent dans la piscine avec la fille de Chris qui a deux ans de plus qu'eux. Virginie aime Chris et est épanouie à ses côtés. Son ventre commence à prendre des formes. L'heureux événement est pour dans quatre mois. Jules, lui, a très vite refait sa vie ; aux dernières nouvelles, il a rencontré une femme très gentille.

L'ŒIL DU SPÉCIALISTE

Virginie et Jules sont de la génération où mieux vaut se séparer, enfants ou pas, que de s'ennuyer à deux. Commence alors un long processus de deuil suivi de la démarche auprès de l'avocat puis du temps de la reconstruction et de l'espoir de rencontrer quelqu'un et pourquoi pas, fonder une nouvelle famille.

Quelques chiffres

- 45 % des mariages en France finissent par un divorce dans les dix ans qui suivent ; 1 divorce sur 4 concerne les quinquagénaires.
- En moyenne, après une séparation, les femmes se remettent en couple au bout de 3 ans ; les hommes au bout de 1 an.
- Du coup, 8 % des couples français sont des familles recomposées, soit 1,6 million d'enfants et 600 000 adultes cohabitant avec les enfants du nouveau conjoint.

Tout cela pose la question du coût affectif, émotionnel, matériel et financier d'une séparation.

Un principe : anticiper la séparation pour préserver son couple

Jadis, la question du divorce ne se posait pas. La femme n'avait ni travail, ni retraite, ni couverture sociale. Aujourd'hui, elle a gagné chèrement son autonomie et le droit de dire « non ». Dans la majorité des cas, ce sont d'ailleurs les femmes qui décident de partir. Reste que le statut de famille monoparentale est lourd à assumer.

La décision de se séparer

Vu le séisme que cela engendre, il faut des raisons sérieuses pour décider de se séparer, d'autant que cela implique le plus souvent des enfants.

L'annonce de la séparation

Décider de partir n'est facile ni pour celui qui l'annonce ni pour celui qui se prend la nouvelle en pleine figure.

L'infidélité mise à part, c'est le manque de soutien affectif et d'affection qui est à l'origine de 22 % des demandes de divorce ; 15 % sont dues à un caractère difficile et 15 % à la jalousie du conjoint, ce qui montre à quel point la personnalité pèse dans le quotidien du couple. Les raisons invoquées seront forcément tronquées. Chacun le sait bien au fond de lui. Plus tard, après un travail sur soi, il sera plus facile de faire la part des choses.

Pour les enfants, c'est un choc majeur. Pas facile de leur annoncer la nouvelle. Mais peut-être vaut-il mieux les mettre dans une ambiance de paix après la séparation que d'assister en permanence à des engueulades, voire à des coups.

Se séparer a un coût

Vendre son appartement ou sa maison, devoir acheter une deuxième voiture, solder les emprunts et les découverts bancaires, n'avoir plus qu'un seul salaire au lieu de deux (parfois l'un des deux n'a pas de travail), payer chacun un loyer, racheter du mobilier, etc., tout cela représente beaucoup de frais. Mais c'est généralement quand l'avocat annonce la part qui revient à chacun que les choses se gâtent. Les chances de se constituer un pactole s'effondrent. Plus tard, les nouveaux futurs conjoints se chargeront de rappeler le prix exorbitant de la pension qui les prive de vacances encore cette année.

Une intendance chamboulée

Courir pour déposer et rechercher les enfants à l'école, pour les faire goûter, faire faire les devoirs, les emmener au sport, au cours de musique, les occuper les mercredis, les week-ends, pendant toutes les vacances scolaires, sans oublier les jours où les profs sont en grève, ceux où il faut courir chez le médecin puis à la pharmacie et prévenir le patron qu'on ne pourra pas venir aujourd'hui... Courir, toujours courir... Le problème, c'est que même en courant, ce n'est pas suffisant! Car il faut aussi courir pour le travail, à l'agence immobilière, à la banque, chez l'avocat... À moins d'être très riche pour se payer des nounous (qui ont elles aussi droit à des congés, etc.), il n'y a qu'une seule solution pour garder la tête hors de l'eau: des grands-parents à la retraite, à proximité et disponibles 24 h/24.

N.B. : La contagiosité et la génétique de la séparation

Savez-vous qu'il a été démontré que se séparer était contagieux pour l'entourage? C'est un peu comme si, par effet domino, les couples autour de vous se remettaient en question. Ajoutez à cela que des études montrent que l'héritabilité du divorce est d'environ 40 %, des parents divorcés n'offrant pas un modèle de stabilité pour leurs enfants.

Résumé

Entre colère, désillusion, dépression et agitation, le paramètre humain est déterminant dans une séparation. Outre les moments de grande fatigue, les deux doivent continuer d'assurer le quotidien en faisant bonne figure devant les enfants. Une certitude : une séparation est un appauvrissement matériel pour une liberté justement retrouvée. C'est le prix à payer. La procédure est lancée et la vie reprend son cours en attendant le courrier de l'avocat.

Le temps de la reconstruction

Le temps a passé, les larmes ont séché. L'espoir de rencontrer une âme sœur renaît. Les bons copains et les bonnes copines vous embarquent dans leurs sorties (resto, boîtes...), parfois ratées.

Trois pièges sont à éviter.

1er piège : tomber dans un scénario à répétition

Comment ne pas retomber sur le même type de partenaire ? C'est un risque réel, surtout si la période entre la séparation et la nouvelle rencontre est courte. Ce risque explique bien des échecs à répétition. « Comment a-t-elle pu retomber sur un type violent et alcoolique ? », diront ses copines.

Ce n'est pas la faute à pas de chance. **Nous sommes responsables de nos choix. Nos attirances ou nos codes d'attraction sexuelle sont en partie prédéterminés et ils sont également en cohérence avec nos schémas cognitifs...** Les scénarios à répétition dans lesquels nous fonctionnons découlent de notre logique de système personnelle, affective, sexuelle et sentimentale, qui nous pousse à aller chercher un partenaire qui fera notre malheur ou contribuera à notre bonheur. **S'en extraire, c'est recouvrer une liberté de choix élargie dans ses parte-**

naires et minimiser les risques d'une nouvelle future désillusion conjugale.

2e piège : la complexité de la famille recomposée

Moment important et délicat : le jour où papa ou maman présente à ses enfants son nouveau partenaire.

Question autorité, l'attitude la plus raisonnable consiste à renvoyer tout ce qui relève de l'autorité au parent de l'enfant afin d'éviter la phrase qui tue : « Et puis d'abord, t'es pas mon père. » La sérénité du couple est en jeu.

Pas simple de gérer des adolescents de familles et de sexes différents qui peuvent se détester mais aussi s'attirer, ni l'arrivée d'un nouveau compagnon quand son adolescente de 17 ans se balade les fesses à l'air en sortant de la douche… Ou quand, pour aider, le nouveau compagnon remet à sa place votre fils style : « Tu parles sur un autre ton à ta mère ! » et qu'aussi sec, vous lui assénez : « Tu ne parles plus jamais comme ça à mon fils, sinon tu dégages ! »

Pas facile à gérer non plus, la jalousie vis-à-vis de l'ex : « Tu as vu tout le temps que vous vous êtes parlé au téléphone ! »

Sinon, gérer l'éducation de ses enfants – l'intendance, les vacances, les problèmes de discipline, les anniversaires, la pension, etc. – réclame du temps, une nécessaire coordination-anticipation par rapport au planning des gardes alternées. Les adultes, même séparés, restent des parents avec la nécessité de s'entendre pour l'essentiel... Est-ce trop demander ? Quand l'eau aura bien coulé sous les ponts, les ex pourront se retrouver en compagnie de leurs nouveaux conjoints et se montrer leurs enfants à l'occasion des anniversaires, voire des mariages. Comme au cinéma !

3e piège : se perdre dans les sites de rencontres

Les sites offrent en un seul clic plus de possibilités de rencontres que votre mère et votre grand-mère n'en ont eues dans une vie ! À condition de ne pas oublier, comme le dit Judith Duportail, que « les algorithmes font un travail de présélection sur vos prétendus points communs dont une partie repose sur vos propres fausses déclarations… Vous vous affichez à côté d'un cheval sans en avoir jamais fait, et l'algorithme risque de vous sortir un jockey ! » (*L'Amour sous algorithme*, Éditions Goutte d'or, 2019). C'est un peu comme en grande surface : on soupèse, on sent, on tâte, on teste, on achète ou on jette.

Les timides, les complexés, les vieux ou les handicapés y trouvent leur compte comme jamais auparavant. En bidouillant bien et si vous ne faites pas une faute par mot, impossible de ne pas établir un contact surtout si, en plus, vous avez de l'humour. Par ailleurs, chater booste la libido, le moral et l'ego, avec l'avantage de pouvoir arrêter quand on veut.

Il faut accepter qu'il y ait du déchet et que trop de choix tue le choix, un peu comme quand on se rend au supermarché pour acheter du jambon et un gel douche et qu'on repart avec des chips, du saucisson, une bouteille de rosé et de la glace à la vanille ! C'est comme ça qu'on devient obèse ou addict aux nouvelles rencontres. Sans compter qu'on consulte constamment son portable pour trier ses futures proies.

Il faut raison garder. Vous ne pourrez pas faire l'économie de la rencontre en chair et en os. Les enquêtes démontrent que les femmes sont plus attentistes et laissent souvent l'homme faire le premier pas même si, au final, ce sont elles qui font le tri. E-rencontre contre rencontre réelle : à vous de voir. Rien ne change sur le fond.

N.B. *:* les réseaux sociaux sont responsables du fait que le pic de rupture pour un couple soit passé de 7 ans à 2 ans et 9 mois.

Résumé
Le temps est votre meilleur allié en termes de séparation. Les plaies finissent toutes par cicatriser. Il n'y a aucune raison valable à vouloir se ficher en l'air à l'annonce de la séparation. La vie reprendra ses droits quoiqu'il advienne. Mais ce serait mieux de comprendre les mécanismes de cette séparation, logique de système oblige, afin ne pas retomber dans les mêmes pièges.

Se séparer pour mieux rebondir

Le moment de la séparation dans un couple constitue un point minuscule sur la ligne représentant la vie.

La décision et l'annonce de la séparation

Sauf de divorcer pour sauver sa peau, on se sépare parce que le quotidien à deux n'est plus viable pour de multiples petites raisons qui, en s'additionnant, font que cette vie à deux n'est plus du gagnant-gagnant…

1er conseil : choisissez le bon moment

Annoncer tout de go que c'est fini risque de faire monter d'un cran une tension déjà maximale. Choisissez le moment le plus approprié – « j'aimerais qu'on discute ce soir quand les enfants seront couchés » – ou le jour où ils sont chez les grands-parents.

2e conseil : ayez un discours apaisant

Commencez par demander ce qu'elle ou il pense de votre couple depuis un certain temps. Si possible, adoptez une attitude empathique, une voix posée, un regard sincère. Et quand il ou elle vous répondra « Mais pourquoi ? », sans oublier de souligner ce qui fonctionnait bien entre vous, parlez de faits précis, rien que des faits. Pas d'interprétation. Faites que ce soit clair :

« En un mot tu as décidé de me quitter ?

— Oui ! »

3e conseil : ne mettez pas votre partenaire à terre

Vous avez forcément votre part de torts et cela ne jouerait pas à votre avantage. Cela ne vous grandirait pas non plus aux yeux de vos enfants de juger durement leur père ou leur mère. Et si vous pensez que cette annonce puisse déboucher sur un geste fatal pour lui ou sur vous, informez de la situation les personnes-ressources qui viendront l'accompagner. Ce risque ne doit néanmoins rien retirer à votre détermination, encore plus si votre partenaire vous menace de chantage qui ne fera finalement que confirmer que vous avez eu raison dans votre choix.

4e conseil : plus que jamais une hygiène de vie

Entre libération, soulagement, rancœur, colère, abattement, désarroi, déchirement, perte de confiance en soi, en la vie..., vous êtes sous le choc et ressassez plein de choses dans votre tête. Une séparation, ce n'est pas anodin sur le plan de la santé. Vous risquez des insomnies, des crises d'angoisse, des attaques de panique et parfois de dépression. Pensez donc à dormir et à manger. Ne buvez pas d'alcool, fuyez les faux amis, les voyeurs du malheur des autres, mettez dehors l'entourage toxique et ne voyez que votre garde rapprochée ; faites un peu de sport pour vous nettoyer la tête et surtout tournez-vous 100 % vers vos enfants, votre raison de vivre et de vous battre. Ce sera mieux que de vous noyer dans les excès. Gagnez du temps sur le temps et faites le dos rond en attendant que la tempête se calme.

5e conseil : réorganisez votre vie en premier pour les enfants

Les enfants découvrent leurs nouvelles chambres, leur nouvelle école et font leurs premiers pas de « migrants permanents » : une semaine chez papa, une semaine chez maman, de temps en temps chez la nounou et souvent chez les grands-parents. « Quatre maisons pour un divorce ! » dont ils se seraient bien passés. Avantage : jamais ils n'ont autant eu, rien que pour eux, leur papa puis leur maman la semaine de garde, le week-end ou pendant les vacances, même si l'autorité reste de mise, plus que jamais.

6e conseil : arrêtez de pleurer sur vous

Ne vous victimisez pas et voyez le plus vite possible la réalité en face : vous n'en êtes pas arrivé là par hasard. Si vous jugez que la séparation est insupportable, c'est le moment de faire un bout de chemin avec un thérapeute pour mieux comprendre comment les choses se sont enchaînées.

À un moment, il faut sortir la tête de l'eau. Commencez par vous occuper de vous : séance coiffeur, maquillage, reprise du sport, sortie culturelle, petits restos... Et dès que vous y aurez pris goût, ne lâchez plus le filon du plaisir de vivre libre et jurez-vous que plus personne ne vous fera mal à ce point. Et chaque fois que le petit vélo tourne avec rancœur dans votre tête, dites-lui : « Stop !!! »

7e conseil pour votre premier rendez-vous chez l'avocat

Émotion garantie. L'avocat va vous aider à fixer les bases d'un nouveau contrat : le « démariage » ! Chacun expose ses desiderata et, principe de réalité oblige, l'avocat ouvre les yeux à chacun sur ce que son nouveau mode de vie lui impose et lui autorise. Ne partez pas du foyer sans avoir signé un papier d'accord mutuel. L'avocat vous expliquera la différence entre « séparation de fait » (où vous êtes toujours considérés comme mariés et où vous avez des obligations sous peine que cela se retourne contre vous), divorce et séparation de corps. La pension alimentaire sera calculée et la répartition de la garde des enfants définie. Aujourd'hui, au lieu des trois à quatre mois nécessaires entre le dépôt de la requête au juge et l'audience, tout est censé être bouclé en un mois.

Faites confiance à votre avocat pour éviter 2 écueils :

- L'attitude sacrificielle qui consiste à dire devant les menaces et le chantage de l'autre : « Puique c'est ça, je lui laisse tout ! » Non, la loi a prévu de tout calculer au centime près et vous aurez besoin de cet argent.
- L'attitude indigne qui consiste à dire : « Elle n'aura pas un centime ! » Attention, les enfants se souviendront plus tard du degré de respect dont leurs parents auront fait preuve l'un envers l'autre. Un bon avocat ne transige pas et défend les intérêts de chacun, tout comme le juge a les moyens de faire en sorte que les pensions alimentaires soient payées.

Le temps de la reconstruction

On n'est pas fait pour vivre seul, sauf choix assumé. Si vous êtes séparé et que vous avez moins de 25 ans, vous avez toutes les chances de refaire votre vie dans les deux ans qui suivent, que vous soyez un homme ou une femme. Passé 35 ans, l'engagement prend plus de temps ; les hommes s'engagent plus vite, les femmes moins. Autre singularité, dans ces deuxièmes unions, le risque de séparation augmente légèrement.

1er conseil : ne soyez pas naïf avec les sites de rencontres

- Il s'agit moins de vous « vendre » que de bien vous « décrire ».
- Pour la rédaction de votre profil, un peu d'humour et d'autodérision sont les bienvenus. « N'oubliez pas que la personne que vous sollicitez est très demandée. Vous n'êtes que le numéro 13 de sa liste ! »
- Ne donnez aucune indication permettant de vous identifier et avant une rencontre sur le terrain, informez un ou une amie.
- Comme nous sommes à l'heure des *fake news*, il est normal qu'il faille lire entre les lignes concernant l'âge, le statut marital, la profession... Quant au caractère...
- Reste le décalage dans l'attente de chacun : pas agréable de vous apercevoir que vous n'êtes qu'un objet sexuel quand votre attente était d'une tout autre nature.

2e conseil pour éviter le scénario à répétition

Un sexologue qualifié doit pouvoir vous aider à décoder votre logique sexuelle et sentimentale et vos codes d'attraction. Au moins pourrez-vous intelligemment tirer profit de cette expérience.

3e conseil quand vous allez refaire l'amour pour la première fois

Une question revient souvent après une longue période d'abstinence : « Vais-je être à la hauteur ? » Dites-vous qu'en face, l'autre se la pose aussi. Vous pouvez aussi en parler ouvertement, franchement, entre adultes, sans tabous ni peur de vous montrer vulnérable.

4e conseil pour les familles recomposées

Avec une famille recomposée, il faut composer tous les jours, sinon cela se transforme en enfer ! Plus que jamais, il faudra être solidaire et jouer la carte de la transparence et répondre présent.

Rien ne presse pour présenter votre nouveau partenaire. Soyez sûr de votre engagement. Rien de plus inconséquent, immature et irresponsable que de présenter tous les mois un nouveau partenaire à vos enfants. Pas plus que vous n'achèterez éternellement vos enfants sur le dos de votre ex à coups de glaces, de bonbons et d'écrans télé, de cadeaux, de manque de discipline et de permissivité...

N.B. : les entreprises de mariage aux États-Unis

Ces entreprises s'écroulent, les jeunes étant trop endettés et se mariant plus tard. Vous pouvez néanmoins vous marier à Las Vegas en 10 minutes montre en main, version drive du McDo. Même pas besoin de descendre de voiture. C'est encore plus rapide et moins contraignant, il suffit de quelques clics sur Internet et de moins de 100 dollars. L'officiant vient ensuite vous faire signer vos papiers directement dans votre chambre d'hôtel. Et le certificat de mariage américain sera valable en France... Vous êtes liés. Le mariage drugstore !

Résumé
La séparation dans une vie est un événement majeur. Tous vos ressentiments, une fois contenus, doivent laisser la place à l'envie et à l'espoir de ne pas refaire les mêmes erreurs. Chaque chapitre dans ce livre vous donne des pistes. Nous avons la chance d'être en partie l'architecte de notre vie, nous, et personne d'autre. Profitons-en sans complexe.

À vous de jouer !

Petit exercice à faire chez vous ou si vous vous promenez en pleine campagne plusieurs fois par jour : adoptez une attitude fière, marchez la tête et le tronc redressés, les yeux au-dessus de la ligne d'horizon, la poitrine sortie, le bassin bien ancré en balançant une hanche après l'autre, sans oublier de balancer des bras ni de respirer lentement !

VIEUX,
ET ALORS ?

Comment vivre et adapter sa sexualité quand on vieillit ?

Étude de cas

Fernand a 70 ans. Son Eugénie est décédée après une longue et douloureuse maladie. Un an et demi déjà. La solitude lui pèse. Madeleine, sa voisine, vient deux fois par semaine lui faire un brin de ménage et de causette. Elle lui rapporte son linge propre et repassé. Elle lui prépare des plats à mettre au congélateur et de bonnes soupes de légumes. Et quand elle reçoit ses petits-enfants, elle lui réserve une part de tarte. Ce qu'il apprécie chez elle, c'est sa bonne humeur et son calme. Elle respecte son silence. Quand elle arrive, il lui propose un café. Depuis quelque temps, il s'intéresse plus à elle, lui, le taiseux : son travail à l'usine, ses enfants et ses petits-enfants qui l'adorent.

Madeleine n'est pas dupe. Fernand retrouve le moral et son œil taquin. De plus, du haut de ses 63 ans, Madeleine a beaucoup de charme. Les prétendants ne doivent pas manquer. Sans compter qu'elle est très soignée de sa personne. Elle sent toujours bon : un mélange de lavande et de muguet. Son mari l'a salement abandonnée il y a dix ans. Il ne faut plus lui parler des hommes. Mais Fernand, c'est différent.

Eugénie l'a bien soutenue à l'époque quand elle s'était retrouvée seule du jour au lendemain. Madeleine a égale-

ment été très touchée de la façon dont Fernand a accompagné Eugénie. Tout récemment, ce dernier est même arrivé à la faire rire. Reconnaissant de ce qu'elle fait pour lui, il le lui rappelle à chaque fois qu'il la voit. Il y a tellement longtemps qu'on n'a pas été gentil avec elle.
Hier, il lui a demandé si ça lui ferait plaisir de l'accompagner au restaurant dimanche prochain. Et justement, Madeleine ne serait pas contre un peu d'attention et de tendresse. « Ma foi, s'il me fait des avances, je me laisserai faire. J'en ai assez de la solitude et il me plairait bien pour faire un bout de chemin, ce Fernand, d'autant qu'il est encore beau gars. Qui vivra verra ! Mais chacun chez soi », calcule-t-elle très vite.
Malgré la pluie d'automne qui frappe les vitres à chaque rafale de vent, Madeleine a le sourire aux lèvres : sur le même palier, quelqu'un pense à elle. Il y a comme un air de printemps. Fernand aussi se sent jeune. Il pense souvent à son Eugénie et se dit que, de là-haut, elle le protège, même si elle est sûrement un peu jalouse. Seule ombre au tableau, ses raideurs de-ci, de-là, sauf là où il faudrait : « Il faut que j'en parle à mon généraliste. »

L'ŒIL DU SPÉCIALISTE

Chut ! Une histoire est en train de naître. Au diable cette croyance fausse que quand on est vieux, tout est mort : l'amour, le sexe… La vieillesse sert trop souvent de terreau à la solitude…
Fernand a fait son deuil, dignement. Madeleine s'est réparée de son divorce. Pour les deux, la vie continue. Il est temps de lui redonner du liant, et l'âge n'a rien à voir là-dedans. Fernand s'inquiète pour son érection… Madeleine rêve de tendresse, d'attention et de reconnaissance. C'est dans l'ordre des choses. Il faut juste que Fernand se dise

que Madeleine aussi aura des petits problèmes de sécheresse vaginale et que pour elle, l'érection, ce n'est peut-être plus son truc. Il y a tellement d'autres choses à inventer sur le plan de la sensualité. Tous deux revendiquent leur indépendance. C'est dans l'air du temps.

Quelques chiffres

- Pour 14 millions de Français, l'espérance de vie est de 79,4 ans pour les hommes et 85,3 ans, pour les femmes.
- 1 homme sur 2 de plus de 65 ans se dit encore sexuellement actif et a une relation sexuelle par semaine passé 70 ans.
- Passé 50 ans, 1 homme sur 2 présente une dysfonction érectile plus ou moins chronique. Or moins de 10 % consultent.

Tout cela pose la question de l'existence d'une vie sentimentale et sexuelle passé 60 ans.

Un principe : peur de la mort ou peur de vieillir ?

Il n'y a pas d'âge pour aimer

Il y a très longtemps de cela, alors que j'étais étudiant en médecine, je pratiquais des prélèvements sanguins très tôt le matin dans des établissements pour personnes âgées. Une fois sur place, à 6 h 30, il m'arrivait de courir après le veilleur de nuit :

« Qu'est-ce qui se passe, monsieur Dupont de la 108 n'est pas dans sa chambre ?

— Normal ! Allez plutôt dans la 217, chez madame Vergnot, vous allez le trouver ! »

Et le nombre de fois où un patient me faisait cette réflexion : « Vous êtes bien sympathique jeune homme, mais j'aurais préféré taquiner une infirmière ! »

Le sexe, à cet âge avancé, est aussi présent qu'avant : pour preuve, cette jeune aide-soignante qui a dû se fâcher tout rouge lors de sa première journée car elle s'était fait pincer les fesses avec le classique : « Ah, si j'avais trente ans de moins ! » Ou cette charmante pensionnaire qui accusait son mari de 94 ans, pourtant bien fatigué, de coucher avec une aide-soignante et lui faisait des scènes de jalousie mémorables ! Et cet autre pensionnaire, nu comme un ver, en train de déshabiller une petite mamie, à demi Alzheimer…

Nos sociétés n'avaient pas prévu qu'un jour, il y aurait bientôt plus de retraités que de gens actifs dans les pays occidentaux. Rappelons que l'âge moyen de départ à la retraite en France est de 63 ans pour un âge légal fixé à 60 ans, ce qui fait beaucoup de jeunes retraités très occupés et attachés à en profiter pleinement. Du coup, ils s'entretiennent mieux physiquement, restent curieux intellectuellement, voyagent et se surprennent à entrer dans des jeux de séduction. Conséquence du rallongement notable de la vie de couple : le taux de divorces dans cette tranche d'âge a triplé en 10 ans, tout comme le taux de mariages.

À 60 ans, on est encore complètement impliqué dans la vie active, professionnelle, sociale et familiale, petits-enfants obligent, même si on n'a plus la résistance d'il y a vingt ans. Les fantasmes et le désir sexuels sont intacts, quand ils ne sont pas accrus par un retour de flamme, et même s'ils sont contraints par un corps qui peut faire défaut : une douleur par-ci, un médicament par-là, une hypertension et du diabète là, une perte d'érection ou une sécheresse vaginale là, etc. On ne lève plus le pied, le coude et la jambe avec la même vigueur, mais toujours avec le même entrain. Un seul objectif : profiter du moment présent, conscient qu'à tout moment, la vie peut s'arrêter. Pas question donc de rater cette dernière ligne droite.

Vieillesse, quand tu nous rattrapes

Difficile d'être philosophe devant sa propre vieillesse, passé une certaine limite. Il faut même du courage, et à défaut du sang-froid, pour ne pas paniquer, se laisser aller et sombrer dans une nostalgie abyssale. 96 % des seniors vivent chez eux jusqu'à

80 ans avec pour principal loisir la télévision, suivi de la vie associative !

L'espérance de vie ayant triplé en deux siècles et demi, les seniors ont des besoins à satisfaire. Avant la survenue de l'épidémie de coronavirus, ils faisaient vivre les compagnies de voyages organisés. Sinon, la société s'est structurée pour les accueillir, leurs enfants n'ayant pratiquement plus ni le temps, ni les moyens de les loger. La logistique est imparfaite mais les associations culturelles locales, les clubs du 3e âge, les suivis à domicile, les EHPAD, le corps médical apportent des solutions. Il leur reste du temps pour cultiver une vie intime affective, sentimentale et sexuelle.

Comme l'écrit Pascal Bruckner dans *Une brève éternité*, les seniors sont d'accord pour vieillir, à condition de rester décents de corps et d'esprit. Comme une sorte de pacte tacite avec… Avec qui et quoi au fait ? Les croyants disent Dieu, les scientifiques pensent génétique et hygiène de vie. Aucun ne verrait d'inconvénients à ce qu'on consacre l'équivalent du budget de l'armée à la recherche pour prolonger la vie ! Et pourquoi pas signer un contrat d'immortalité ! Et Bruckner de mettre en garde que « ce n'est pas la vie que la science, les techniques prolongent, c'est la vieillesse ». Pour preuve, « on vend plus de couches pour les vieux que pour les bébés en Allemagne et au Japon »… C'est donc bien de la peur de vieillir qu'on parle, plus que de la peur de mourir, qu'on préfère carrément occulter. Folie et insouciance.

Ménopause ou andropause, quand tu nous tiens

Des signes physiques nous rappellent qu'on vieillit.

Chez la femme ménopausée, on observe une baisse physiologique de sa libido par chute des hormones sexuelles. Des bouffées de chaleur la dérangent fortement au cours des relations sexuelles. Ajoutez-y la sécheresse vaginale, source de douleurs à la pénétration ou en cas de rapport prolongé, une excitation plus lente à démarrer et à faire monter, une fatigabilité plus grande et de l'ankylose… Autant de raisons de moins avoir envie de faire l'amour. Sans oublier un corps que, par pudeur, on est de moins en moins motivé à exposer et la messe est dite.

Chez l'homme, les modifications hormonales entraînent également des changements physiologiques sur sa sexualité : émoussement sensoriel, lenteur à l'excitation, diminution du désir, troubles de l'érection. Jouir prend de plus en plus de temps et on assiste à une atténuation, voire à une disparition de la sensation de montée de l'excitation et à l'émoussement de la sensation d'éjaculer. L'homme devient insécure de son érection, de son éjaculation et de ne pas pouvoir donner du plaisir à sa partenaire au point de redouter l'acte sexuel. Son corps lui aussi change : perte de souplesse, de résistance physique et de tonicité ; il se tasse. Normal qu'à la fin, beaucoup d'hommes et autant de femmes se sentent moins désirables et préfèrent vivre de leurs souvenirs…

Disons-le haut et fort, la fréquence des rapports diminue, mais en aucun cas l'envie d'aimer et de faire l'amour. Le problème est que ça ne suit plus.

Plus bon à rien, vraiment ?

De nombreuses personnes âgées sont convaincues que leur vie sexuelle n'a plus lieu d'être. Or la vieillesse ne signe pas l'arrêt de mort de la sexualité. Il faut juste changer son logiciel et convertir les mots impatience et performance en les mots adaptation et imagination. Pas de résignation, juste se laisser aller et troquer la performance pour plus de confidences, de tendresse et de caresses. Toutes les études montrent paradoxalement une augmentation de la satisfaction conjugale. L'éventail des pratiques amoureuses n'en reste pas moins vaste, riche, avec l'avantage que la question de la performance sexuelle ne se pose plus. La notion de plaisir, désormais, se fond dans la notion de bien-être à deux. Certes, les maladies, les handicaps s'additionnent et les effets secondaires des médicaments n'arrangent rien. Mais ceux qui ont toujours su être de bons amants le resteront quel que soit leur âge.

Vouloir rajeunir, c'est juste rester vieux plus longtemps

Il n'y a pas de limite d'âge pour faire l'amour. Il faut juste accepter que sa sexualité diminue. C'est angoissant pour certains, mais tant que ça reste agréable, aucun souci. Les enquêtes et les sondages le montrent. Ceux qui cherchent à retrouver le même plaisir à 60 ou à 70 ans qu'à 30 ans sont dans l'erreur. Tout l'art consiste à faire le deuil d'un corps jeune, plastique, avenant et désirable. Il faut du temps pour cheminer vers une certaine résignation et la convertir en résistance, le temps que nos codes d'attraction évoluent et deviennent plus réalistes. Il ne s'agit pas d'une reddition, juste d'une résignation *a minima* pour mieux rebondir : il reste quantité d'options. À commencer par les prescriptions et les conseils de son médecin généraliste, d'un sexologue ou d'un psychothérapeute.

Passé 60 ans, il reste encore un tiers de sa vie devant soi. Largement le temps de s'adapter à son vieillissement sexuel et à sa nouvelle image corporelle et sociale. Il faut faire preuve d'imagination et s'ouvrir sur d'autres horizons. Une certitude, vous devrez devenir plus sensuel que sexuel, plus caressant et tendre que performant. Beaucoup d'hommes pensent que les femmes n'éprouvent pas de plaisir s'ils ont une érection incomplète. Du coup, ils préfèrent renoncer. Ils ne savent pas ce qu'ils perdent. La sexualité n'est pas qu'une question de décharge sexuelle.

1er conseil : faites un bilan médical

La ménopause et l'andropause réclament d'être évaluées car des prescriptions efficaces peuvent en découler, comme les médicaments érecteurs, les lubrifiants, le traitement hormonal ou la prescription d'œstrogènes, par voie vaginale sous strict contrôle médical, sans oublier les sextoys. Ne surtout pas négliger une chirurgie de l'incontinence, le traitement d'une ankylose articulaire douloureuse, une fonte musculaire compensée par un simple gainage musculaire, un appareillage auditif pour ne pas faire tout le temps répéter, des soins dentaires, le traitement d'une hypertension, d'un diabète...

2e conseil : restez curieux et inventif sexuellement

Si on ne l'a pas fait avant, c'est plus que jamais le moment d'explorer d'autres pratiques sexuelles, comme le *slow sex* (mentionné dans le chapitre « Préludes sexuels ») et le tantrisme qui développent une sensualité adaptée et progressive sans pour autant stimuler les organes génitaux ni transformer l'autre en objet sexuel.

Mettez-vous l'un en face de l'autre, les paumes posées sur le thorax, les yeux dans les yeux et respirez calmement. Même si, contrairement à ce que prétendent ses défenseurs, ce n'est pas la manière la plus efficace pour déclencher une excitation sexuelle au sens anatomique du terme, l'éjaculation n'est plus recherchée. Quoi qu'il en soit, l'implication du partenaire est plus que jamais nécessaire et déjà un cadeau en soi. En fait, vous basculez dans le paradigme de la sensualité et celui de la volupté, dans le lâcher-prise qui, en soi, est largement suffisant pour satisfaire la plupart. Faire du bien à son corps pour avoir envie de l'offrir est la preuve qu'on est encore bien vivant. Plus que jamais, les soins esthétiques ont leur place pour vous aider à vous sentir beau.

Pour celles et ceux qui sont seuls ou ne veulent pas importuner leur partenaire, la masturbation et l'utilisation de sextoys restent des valeurs sûres.

3e conseil : la sexualité devient plus que jamais relationnelle

C'est important de rester souriant à un âge où les traits du visage se figent et tombent, donnant un semblant de tristesse et d'austérité. Mesdames, vous qui avez de plus en plus de mal à trouver des partenaires (les hommes se raréfiant avec l'âge), et vous, messieurs, qui ne savez plus où donner de la tête (les femmes seules étant nombreuses), continuez à aller couverts en plus d'être masqués (coronavirus oblige, ça devient compliqué de pouvoir s'aimer, s'embrasser et faire l'amour ces derniers temps) dans des endroits où on cause, on danse, on joue à la belote, à voyager… Vous y trouverez un vrai vivier pour rencontrer du monde, rire, faire un brin de causette et pourquoi pas un brin de cour. Et si vos vieux parents vivent en EHPAD, accordez-leur le droit de rester vivants en faisant ce qui leur plaît en matière de séduction, d'amourette et de sensualité ! Fichez-leur la paix et n'entrez pas dans leur chambre sans frapper.

4e conseil : vivez le moment présent

Osez plus que jamais vivre le moment présent, au rythme que votre corps vous impose, comme si c'était à chaque fois la dernière fois, et ne vous interdisez rien de l'ordre du plaisir, de la sensualité et des sentiments si ça vous chante, à moins d'être en paix avec le non-désir. C'est aussi une option très reposante et légitime. Ça vaudra toujours mieux que de se lamenter sur son passé.

Juste une présence, parfois, suffit, et même le silence, à condition d'être en pleine conscience de ce petit moment d'intimité toute de pudeur. Un sourire est parfois aussi bien qu'une caresse, qu'un baiser, et du charme et de l'élégance tout aussi importants que la sensualité.

5e conseil : la chimie ne remplace pas le cœur mais cela aide
Il n'y a pas de honte à se faire prescrire des pilules bleues, roses, vertes, utilisées et prescrites à bon escient. C'est un vrai plus !
Je parie que Madeleine va de moins en moins sonner chez Fernand pour le ménage et de plus en plus pour la bagatelle et la tendresse...
Un tout autre ballet ! D'où l'importance de continuer à se rendre séduisant pour soi et pour l'autre à tout âge.

Résumé
Les seniors d'aujourd'hui, entre jeunisme sain et bon narcissisme, ont cette vertu de savoir s'occuper d'eux, et c'est tant mieux. Passé l'âge des pulsions, ils n'éludent ni la question sexuelle ni l'amour. Ils ressentent juste de l'envie et de la nostalgie en voyant les jeunes s'affranchir des interdits, et c'est humain. Sans oublier qu'un jour, il faut accepter de mourir. L'essentiel étant de s'éteindre en paix !

À vous de jouer !

Que vous soyez déjà ou pas senior, que regretterez-vous de ne pas avoir vécu en matière de sexualité et d'amour ? Peut-être n'est-il pas trop tard...

CONCLUSION

« Amoureux pour la vie », je vous le souhaite, vraiment ! Mais quel défi ! « Tendre vers » suffirait largement.

Quoi qu'on en dise, la plupart des hommes ont commencé depuis longtemps à opérer leur mutation. Il était temps même si la vigilance reste de mise. Mais les hommes aussi rêvent de femmes répondant à leurs aspirations et pas que sexuelles.

Comme l'écrit la juriste Morgane Tirel : « Il faut juste que le débat ne soit pas confisqué, en plus d'être simplifié à l'extrême. [...] Les déferlements de haine aveugle qui traversent aujourd'hui certaines franges du mouvement féministe, mais également des pans entiers de la population, n'ont rien à voir avec le droit. Ils ont tout à voir avec la vengeance »... Sans parler des petits juges, censeurs planqués derrière leurs écrans d'ordinateurs qui, *via* les réseaux sociaux, se regroupent en hordes sauvages, oubliant au passage que leur propre écran peut se retourner contre eux, en révélant au monde le musée de leurs petits travers. Car voilà bien une des mutations de la sexualité de ce début de siècle, rappelle Pascal Bruckner : notre vie intime appartient à tout le monde, à la seconde où on est connecté.

Quant à nos jeunes sur les épaules desquels repose l'avenir de l'humanité, j'ai confiance en eux, crois en eux, tout en les mettant en garde sous forme de slam :

« Vous les jeunes, avec votre air faussement décontracté, les Nike aux pieds, le casque sur les oreilles, la démarche ballante, le dos voûté, les yeux rivés sur vos écrans, envoûtés et connectés, moitié présents, moitié déconnectés.

Sexe, défonce, provoc et électro ; alcool à gogo qui coule à flots et vous met aussitôt le cerveau sur le carreau ; musique qui groove grave et vous crève les tympans ; distribution à profusion de bonbons sur fond de désillusions, d'évasion et de transgression. Cannabis, ecstasy, GHB, meth, coke, poppers au milieu des Haribo et des fraises Tagada pour mieux vous exhiber et vous lâcher dans une jouissance collective, récréative, massive et addictive. Ni crack ni héroïne dans vos pines parties, mon œil ! Et gare à la chtouille, aux chlamydiae, à la syphilis, à l'hépatite, au sida, au papilloma et aux IVG.

Et l'amour dans tout cela ? Non, pas le coup de cœur où on se dit "Je t'aime" au hasard d'un croisement de regard sous un ciel blafard un jour de cafard, au royaume des aveugles, sous prétexte que mêmes goûts, mêmes rêves, mêmes visions de la vie dans un cocktail d'endorphines sourd à la petite voix qui te dit : "Casse-toi, elle n'est pas pour toi !"

Non, moi, je vous parle de cet amour, tout de maturité, de respect, d'admiration, de complicité et de don de soi. De cet amour à la vie, à la mort qu'il faut gagner chaque jour, authentique, sincère et profond. Quand il se présentera devant vous, les jeunes, pensez à décoller le nez de vos tablettes, à débrancher vos casques, à ouvrir bien grands vos yeux, vos oreilles et votre cœur. Il ne vous restera plus qu'à tourner le dos à vos rendez-vous sur Yubo, à réduire vos séquences pornos trash, flash et clash, à décliner les pipes anniversaires de vos copines et à décommander vos chemsex. Et pourquoi pas à nous montrer une autre manière d'aimer et de kiffer à deux ».

En amour, tout échec est une expérience qui constitue l'humus de lendemains qui chanteront à condition de se remettre sans cesse en question. Puisse ce livre vous inspirer.

Sites Internet

Vous recherchez un sexologue professionnel: consultez les sites de l'AIUS (Association interdisciplinaire post-universitaire de sexologie; www.aius.fr) et du SNMS (Syndicat national des médecins sexologues; www.snms.org).

Addictions sexuelles: annuaire des praticiens et structures partenaires de l'hopital Marmottan (Paris) ; www.hopital-marmottan.fr/wordpress/?page_id=1449

Numéros d'écoute, d'information et d'orientation

SOS Viols Femmes Information 0 800 05 95 95
Violence Femmes Infos 39 19
Allô Enfance en danger 119
SOS homophobie 0 810 108 135 / 01 48 06 42 41

REMERCIEMENTS

À mes **enfants** et à mes **petits-enfants**. Que l'amour les comble de joie.

À **Martine**, ma compagne de toute une vie. Critique attentive, bienveillante et pertinente… et bien plus que cela depuis si longtemps. Toute mon affection et ma gratitude. Plus l'âge avance et plus je la trouve belle et touchante. Qu'Éros, Ludus, Philia, Agapé et Pragma continuent de veiller sur nous le plus longtemps possible.

Merci à **Brigitte Lahaie** qui m'a offert cette chance de réécrire mon livre, seize ans plus tard. Femme de conviction, actrice, auteure et animatrice d'une émission culte à Sud radio (et je suis sûr, un jour, réalisatrice de son propre film), elle connaît le prix du risque de défendre ses convictions.

Merci à **Anne Hautecœur** des **éditions La Musardine** et à toute son équipe pour leur professionnalisme. Un vrai plaisir !

Merci à **mes patients** sans lesquels je n'aurais eu aucune inspiration. Merci de leur confiance.

Dépôt légal : novembre 2021 N° imprimeur : 112170355

Imprimé en France par Présence Graphique - Monts.